就算得了认知症，也能好好生活

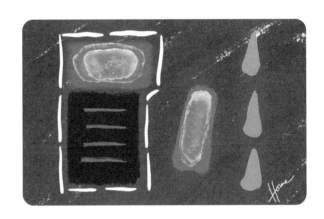

洪立　燕青 **编著**

GUANGXI NORMAL UNIVERSITY PRESS
广西师范大学出版社
·桂林·

JIU SUAN DE LE RENZHIZHENG, YE NENG HAOHAO SHENGHUO
就算得了认知症，也能好好生活

图书在版编目（CIP）数据

就算得了认知症，也能好好生活 / 洪立，燕青编著. --桂林：
广西师范大学出版社，2023.8
ISBN 978-7-5598-6036-1

Ⅰ. ①就⋯ Ⅱ. ①洪⋯ ②燕⋯ Ⅲ. ①阿尔茨海默病－护理
Ⅳ. ①R473.74

中国国家版本馆 CIP 数据核字（2023）第 089756 号

广西师范大学出版社出版发行

（广西桂林市五里店路 9 号　邮政编码：541004　）
网址：http://www.bbtpress.com
出版人：黄轩庄
全国新华书店经销
山东韵杰文化科技有限公司印刷
（山东省淄博市桓台县桓台大道西首　邮政编码：256401）
开本：787 mm × 960 mm　1/16
印张：20　　　字数：272 千
2023 年 8 月第 1 版　　2023 年 8 月第 1 次印刷
定价：128.00 元

如发现印装质量问题，影响阅读，请与出版社发行部门联系调换。

本书献给

———

中国的家庭照护伙伴

以及你们正在照顾着的认知症亲人

● ● ● ● ● ● ●

Dementia，医学标准名称为痴呆综合征（简称痴呆），民间俗称老年痴呆，在全球范围内正在影响超过六千万人，还有几倍于这一数字的家庭成员。由于"痴呆"带来的病耻和恐惧，以及社会医疗和照护资源的不足，很多人没有寻求及时诊疗及支持。

2000 年起，世界上使用汉字的国家或地区开始了"痴呆"的更名：

· 2000 年，我国台湾地区启用"失智症"；

· 2004 年，日本启用"认知症"；

· 2012 年，我国香港地区启用"认知障碍症"。

由于"认知症"一词中性、简明，2015 年起我们在中国正式倡导在非医疗场景下使用"认知症"，取代容易带来污名的"老年痴呆"。

当认知症可能到侵犯每一个家庭，我们必须行动起来。

目录

推荐序

————

我很荣幸接受广西师范大学出版社的邀请，为《就算得了认知症也能好好生活》作序。

在过去三十年的时间里，阿尔茨海默病和其他类型认知症的诊断与管理已经走了很长的路，那些对认知症无能为力的日子已经过去，"什么都做不了"的态度也已经不再被接受。现在，认知症人士能够并且应该过上有尊严、有意义的生活，同时得到来自家庭和社会的妥善照护与支持。

我不是一个科学家或研究者，我是一个有着超过四十年一手经验的全科医生，临床实践的主要方向就是认知症和老年照护。我很荣幸能够陪伴上千位认知症人士以及他们的家庭成员走过他们的认知症之旅，也很荣幸结识全球为提高认知症人士福祉而付诸心血的众多专业工作者，其中就包括这本书的两位作者，也是我在中国的两个好朋友——洪立和燕青。

2010 年的秋天，我作为国际阿尔茨海默病协会的理事访问北京，那是我第一次见到洪立。当时她给我的印象是聪慧、诚恳、充满好奇心，面对我这个"前辈"不停提出各种各样的问题。我很难想象已经拥有相当知识储备的她，跨界专攻认知症仅有两年的时间。那一次会面让我做了一个决定——我要把我所有的关于认知症倡导、照护与支持的经验都传承给中国的年轻一代。毕竟我是华人，我可以用这样的方式为中国的认知症人士以及他们的家庭成员尽一份力。

从 2011 年到 2019 年，我每年都会来中国，和洪立以及她的伙伴燕青一起工作，并见证她们的成长。在我看来，她们两个很像神经元和神经胶质细胞的关系——一个积极与外部世界沟通并形成思想和行动，一个安静而坚定地支持。十年前，当我第一次参加她们在社区面向老年居民与认知症家庭的小型讲座时就识别出了她们的独特性——用简洁生动和温暖共情的方式准确传递信息，在科学和公众之间搭建桥梁。在后来的十年间，我很欣喜地看到，随着她们知识和经验的快速增长，她们的工作影响到了更多人——认知症人士和他们的家人、老年照护行业从业者以及更广泛的公众，并带来积极的改变。

在我的经验中，当认知症降临到一个家庭，无论认知症人士还是他们的家庭成员都需要获得及时而可靠的信息，这将帮助他们为未来的认知症之旅做好准备，并有效提高生活质量。但是要做到这一点并不容易——医生可能没有时间讲解，即便讲解也可能大多仅仅停留在症状和治疗层面；一些媒体把认知症人士看成是弱势群体，令人痛苦的描述加剧了人们对疾病的恐惧与病耻感；个别养老院的丑闻可能被放大成整个老年照护的问题，摧毁着公众对行业的信任。所有这些都让认知症人士和他们的家庭成员感到痛苦和忧虑。毕竟，没有人天生就会和认知症打交道，也不知道去哪里寻求明智的建议。

十年前，当洪立问我什么对于认知症家庭是最重要的支持时，我毫不犹豫地回答：Information，Information，Information——信息、信息、还是信息。因为及时可靠的信息将帮助我们了解疾病、了解照护、了解支持，更重要的是，了解认知症背后的那个独一无二的人。

《就算得了认知症也能好好生活》就是这样一本写给认知症家庭、公众以及专业人员的书。它是全面、实用和与时俱进的一站式指南——从脑功能到认知症的知识，从药物治疗到生活方式干预，从日常生活功能支持到有意义的活动参与，从行为照护到安宁疗护。作者挑战了传统的生物医学模式——如果仅仅关注疾病和缺损，目前医学治疗的效果是有限的，有时候甚至是悲观和令人绝望的。因此，认知症人士和他们的照护伙伴需要寻找一个超越单纯生物医学模式的处方，彻底打破认知症"无法治愈"和"没有希望"之间的关联，看到认知症人士的能力甚至优势，理解和尊重他们的需求、意愿和选择，提供"身心社灵"的全人支持，让他们有机会发挥最大潜力，继续他们有意义的生活，拥有自信、自尊和被爱的幸福感受。那是我们每个人都想要的生活和被他人对待的方式，即使有一天受到认知症的影响也不会改变。

我写下这些文字时，正值 2023 年的元旦。在过去的三年，由于新冠病毒的全球影响，我未能再来中国；鉴于身体原因，我在未来也无法再搭乘飞机旅行。没有机会再与中国年轻一代的专业工作者相见是令人遗憾的，但是我对你们、对中国的认知症人士及其照护伙伴的祝福将永存于心。

至于洪立和燕青——

谢谢你们十几年来为中国认知症群体及其家人所做的一切。

谢谢你们在我访华期间的陪伴，并让我认识更多的中国朋友。

谢谢你们让我的一些观点在这本新书中留下痕迹。

谢谢你们一直尊称我为 Master Shifu（师傅）。希望我不辱使命，也希望这篇推荐序能让我有机会向你们表达我的敬意。

最后，祝愿中国和全世界的认知症人士以及他们的家人都能好好生活。

澳大利亚退休全科医生

澳大利亚勋章成员

澳大利亚阿尔茨海默协会前主席

国际阿尔茨海默病协会前理事

罗伯特·杨（Robert Yeoh）

1

了解认知症

- 了解人脑

- 认知症的类型

- 认知症的进展

- 轻度认知障碍

- 理解认知症的诊断

- 认知症的药物治疗

- 认知症的非药物治疗和支持

当你看到一个有认知症的人，你首先看到的是一个人，只是他有认知症。

汤姆·基特伍德（Tom Kitwood）｜社会心理学家

窗外天空晴朗，阳光明媚，是个好天气！

早餐吃什么？鸡蛋、牛奶、西兰花和猕猴桃，听起来挺健康吧！

看一下这周的工作日程表，完成度还不错，继续加油！

有家属朋友在微信群里询问，有什么办法激活脑细胞来抵御认知症的攻击？当然有办法——增加脑储备和认知储备呀！今天就去群里回复。

远在悉尼的罗伯特·杨医生——我们的"师傅"，在微信里让我们要照顾好自己。是的，经历了新冠带来的混乱，我们都要好好照顾自己和家人，师傅您也一样。

除了工作，每天还要充电和放松——亚马逊网有没有关于认知症和脑健康的新书，在 YouTube 订阅的播客频道是否更新；感恩和冥想是必修课，别忘了还有椅子操、尊巴舞、力量和平衡练习……

上面所有的感受、思想和行动，都是我们的认知功能发挥作用的结果。

我们每一天都在不停地使用我们的脑。一方面，我们通过不同的感官接收外部信息并进行处理，以获得知识和经验；另一方面，我们的主观性让我们能够整合所有的信息，用于分析和解释周围发生的事情，帮助我们更深入地关注和理解世界，并与世界更好地建立联系。

这，就是"认知"。

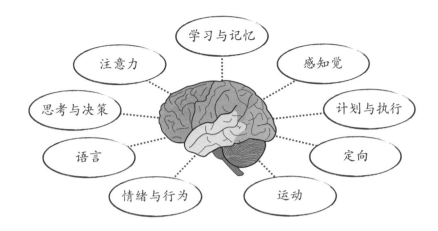

"认知"这个词来源于拉丁词根"cognoscere",意思是"知道"。认知包括不同的功能——感知觉、学习与记忆、注意力、语言、思考推理与决策、计划与执行、运动控制以及情绪和行为调控,等等。虽然有时候人们会探讨某个单独的认知功能,但认知功能总是相互关联、彼此影响。

而"认知症"这个名词,描述的就是一个或多个认知功能出现损害的症状,可能是记忆力减退,思考、判断和解决问题的能力下降,也可能是语言理解和表达发生困难,以及情绪、感知或行为的变化,而且这些变化已经至少干扰到了日常生活的独立性,例如管理药物和支付账单。

专业工作者在进行认知症科普时,经常使用 ABC 三角模型来呈现认知症的常见表现。我们先从三角形顶部的 C 开始。C 是英文 Cognition(认知)的首字母,代表

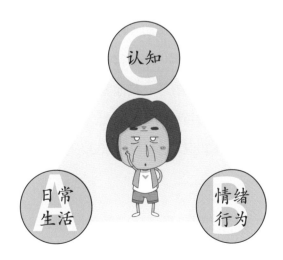

认知功能的下降；A 是英文词组 Activities of Daily Living（日常生活活动）的首字母，代表由于认知功能损害而导致的日常生活能力下降；B 是英文 Behavior（行为）的首字母，代表相当一部分认知症人士所出现的情绪和行为的显著变化。

很多人认为认知症是衰老的自然现象，年纪大了记性不好、变糊涂是正常的。这恰恰是关于认知症最常见的一个误区。在生活中我们可以看到，有很多老年人就算到了高龄也依然心智敏锐。虽然年龄的确是认知症的第一风险因素，有认知症的人大多都是年长者，但是认知症并不是衰老的必然结果。而社会上常常使用的"老年痴呆"一词，容易让人联想起痴痴傻傻，甚至有点疯癫的样子，这种消极的刻板印象所带来的病耻感也阻碍人们及时寻求帮助。

正是由于存在这些误解、偏见或病耻，中国得到医疗诊断的认知症人士在确诊时大多已到中晚期，错过了诊断、治疗和干预的最佳时机。这种情况应该得到改变。

了解人脑

脑是人体非常重要的一个器官，复杂而神秘。它不仅产生记忆、思想、情绪和行为，还控制我们的运动、呼吸、心跳和血压。它让我们每个人都与众不同。

就像身体任何一个器官都有可能生病一样，认知症也是因为脑部受到疾病影响而引起的。但区别在于，其他器官出现损伤可能仅仅影响一种或几种功能，但脑部疾病可能会影响数百种功能。因此，在了解认知症的详细信息之前，我们有必要先了解一下脑的基本知识。这将帮助你更好地理解认知症亲人所出现的变化。

脑的脆弱和顽强

人类的脑相当柔软，摸上去很像果冻。其中 80% 是水，剩下的干重中有一半以上是脂肪，因此它的结构很脆弱，很容易受伤。大自然母亲用头骨来保护它，还在它的外部包裹了三层叫作脑膜的保护膜。如果没有头骨和脑膜，任何一个意外的击打都可能导致严重的脑功能障碍，甚至死亡。不过，即便有头骨和脑膜的保护，我们也要尽可能避免脑外伤。在认知症的类型中有一种"慢性创伤性脑病"，常见于从事脑部经常受到冲撞的运动人士，例如橄榄球球员和拳击手。老年人也特别需要注意防止跌倒、被物体撞击及车辆碰撞等意外事件的发生，因为严重的脑外伤可能导致身心健康的长期变化。

在头骨的内部，脑安静地漂浮于无色透明的脑脊液中。脑脊液不仅承托脑的重量，还起到抵御外部撞击的缓冲作用。此外，脑脊液也负责脑的大扫除，冲走毒素和废物，保持自身的清洁和功能。

虽然脑很轻——成人的脑平均约为 3 磅重[①]，仅占人体重量的 2%，但是消耗的能量却要占到 15%~25%。这依赖于人体庞大的脑血管系统，给脑输送氧气和营养物质，并带走二氧化碳和其他有毒的废弃物。

为了防止一些有害物质通过血液循环给脑带来潜在危害，大自然制造了一种特殊的内部保护——血脑屏障。血脑屏障围绕着脑中的大部分血管，由一层紧密连接的细胞组成。它像一个高度智能化的安保系统，一方面允许水分、氧气、蛋白质、脂肪、碳水化合物以及维生素和矿物质通过这道屏障，让脑这个最珍贵的器官获得生长和工作所需的所有营养；另一方面阻挡外来有害物质（包括细菌、毒素，甚至一些药物），保护脑免受感染和炎症侵扰。血脑屏障也对一些化学信使（包括某些激素）进行精准

---

① 1 磅 = 0.4536 千克——编者注。（下文未做说明的均为作者注。）

控制，以避免干扰脑的正常活动。不过，血脑屏障并非坚不可摧。中风、脑外伤、高血压脑病、肥胖、糖尿病、感染和炎症甚至酗酒等都有可能导致血脑屏障渗漏，而血脑屏障渗漏被认为会在不同的神经和精神疾病中起作用，包括阿尔茨海默病、抑郁症和精神分裂症。

神经细胞伙伴

成人的脑由数千亿个神经细胞组成。神经细胞分为神经元和神经胶质细胞两大类，具有不同的功能。

神经元是人脑运作的基本单位，数量高达 860 亿，专门负责接收、处理和传递信息。神经元有很多细长的像触手般的突起，使它们能够与周围的神经元建立联系和交流。神经元之间的连接点叫突触。普通的人脑拥有超过 100 亿的突触，帮助神经元之间形成千万亿级别的神经连接。各种信息以微小的电脉冲在神经元之间传递。当电脉冲传到突触时，突触就会释放出一类叫作神经递质的微量化学物质，帮助神经元之间传递信号。不同的神经递质有着不同功能，有些让我们兴奋，有些让我们平静，还有些让我们感受到快乐或恐惧。大家经常听说的多巴胺、肾上腺素、血清素、催产素、内啡肽等都是著名的神经递质。神经元、突触和神经递质协同工作，帮助我们有了感觉、记忆、思考和行动。如果它们出现损伤或失调，我们的认知功能就会受到影响。

神经胶质细胞的数量在过去半个多世纪里一直被认为大约是神经元数量的十倍，但近年来有科学家通过新的测试方法发现其数量可能与神经元相当。神经胶质细胞可以细分为星形胶质细胞、小胶质细胞和少突胶质细胞等多种形态。神经胶质细胞是神经元坚定而亲密的伙伴。虽然它们不像神经元那样直接传递信息，但是对神经元有着支持、修复和促进再生的作用。神经胶质细胞向神经元输送营养物质，排除代谢产物，为神经元提供绝缘保护以加快神经传导。可以说，没有神经胶质细胞，就没有神经元的正常活动。

人们曾经认为我们生来就拥有所有的神经细胞，而且神经细胞是无法再生的。不过，从 20 世纪 90 年代起，科学家发现人脑可以产生新的神经细胞，这个过程被称为"神经发生"。在整个生命周期里，一些脑区会持续进行神经发生。正常情况下，我们的神经细胞数量处于一个动态平衡且有冗余的状态，也就是拥有充分的脑储备和恢复能力，能够有效抵御各种因素导致的脑损伤，并从容应对生活中的麻烦事。但是，有些神经细胞的生命会发生异常变化。某些脑部疾病就是神经细胞大量非自然死亡的结果，其中包括导致认知症的阿尔茨海默病和帕金森病。

大脑、小脑与脑干

了解人脑在细胞层面的工作后，我们再来看看脑的解剖结构。

人脑可以简单地划分为三个主要部分：大脑、小脑和脑干。每个部分都有特定的功能，同时又都与其他部分保持高度精密的协作。

脑干位于大脑的底部。虽然它的体积很小，但它控制了人的基本身体机能，负责调节复杂的反射活动，包括调节呼吸、心跳、血压、眨眼、瞳孔缩放、消化、睡眠及觉醒。这些对维持生命有着重要意义。

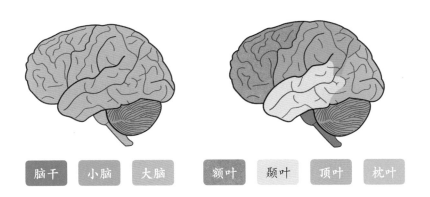

脑干　小脑　大脑　　额叶　颞叶　顶叶　枕叶

小脑位于大脑之下，与脑干相邻。小脑能够整合其他脑区的信息，调整运动的准确性、协调性和连贯性。随着认知神经科学研究的发展，科学家已经发现小脑还有许多其他功能，例如学习、记忆、注意力、语言处理、音乐处理，等等。另外，小脑还参与调控恐惧和欢乐等反应。

大脑占据人脑四分之三的组织，功能包括记忆、思考、语言、执行、感知觉、情绪和行为控制，以及身体的自主运动。大脑分为彼此连接的两个半球，其表面覆盖着一层厚度约为 2~4 毫米的大脑皮层。每个大脑半球的皮层又分为四个脑叶，分别是额叶、颞叶、顶叶和枕叶。大脑的深处是边缘系统，也被称为大脑的边缘叶。

● 额叶

额叶占据大脑皮层的最大面积。

额叶的前部被称作前额叶。它就像人脑的"司令部"，负责设定目标和决策，判断、处理和解决问题，组织和计划，以及启动、执行和完成任务。前额叶还负责调控我们的社交行为，防止我们说一些不恰当的话或冲动行事。如果前额叶受损，可能导致一个人出现缺乏动力、注意力及判断力下降、反应明显变慢、难以计划和执行多步骤的复杂任务、情绪和行为的调控能力变差、有时行为失控等问题。

额叶的后部是运动皮层，对自主运动的计划、准备和执行起着重要的作用。当我们拍手、吃饭、画画、跳舞或打球时，运动皮层都在工作。如果运动皮层受损，一个人的运动技能就会受到影响。

额叶还有一个值得一提的区域是布洛卡区。这是人脑的主要语言中心之一，与语音和书面语言的产生、语言的处理和理解有关。布洛卡区位于额叶的主半球（常用手的对侧），这意味着全世界约 97% 的人用左脑说话。如果一个人在说话时重复、缓慢、不连贯，或者无法处理口头或书面语言的语法，布洛卡区受损是可能的原因之一。

● 颞叶

颞叶是大脑皮层的第二大叶，位于两侧，主要功能是听觉、语言、记忆和稳定情绪。

颞叶包含听觉皮层，负责接收和处理来自耳朵的听觉信息，比如婴儿的哭声、窗外的雨声、一首钢琴曲、一段电影对白，等等。听觉皮层不仅让我们理解我们所听到的是什么，而且在人类的语言和音乐方面也扮演重要角色，例如学习一门新的外语，或是学唱一首新歌。

在颞叶的后部、与顶叶交界的地方有一个韦尼克区。这是语言理解功能的独特区域，与额叶的布洛卡区并称为人脑的两大语言中心，通常也位于左半球。这也是为什么左颞叶擅长处理语言，而右颞叶更善于学习和记忆非语言信息（例如音乐和绘画）。

颞叶的某些区域可以感知复杂的视觉信息，帮助我们对面孔、物体和场景进行辨认和命名。此外，颞叶还参与从短时到长时记忆任务的加工，并有稳定情绪的作用。

如果一个人的颞叶受损，就可能难以理解口头和书面语言，难以学习和记住新信息，记不清过去发生的事情，难以识别熟悉的面孔和物体，无法准确理解别人的面部表情，有时还会出现听觉或视觉上的扭曲（如幻觉或错觉），以及情绪控制能力下降等问题。

● 顶叶

顶叶位于额叶和枕叶之间，在颞叶的上方。

顶叶首先负责整合躯体感觉，包括触觉、压力、温度和疼痛。这意味着顶叶能帮助我们精准地知道身体的哪个部位有哪些确切的感觉。例如，当我们用手摸到丝滑柔软的织物，就能够辨别出是丝绸；当我们打开淋浴器，就能根据皮肤感受到的温度来调整水温。顶叶也是辅助空间识别的脑区，帮助我们了解自己和周围环境的空间关系，让我们更好地与世界互动。除此之外，顶叶还参与语言、数学运算、通过面部表情感知情绪等认知功能的处理。

如果顶叶受损，可能导致一个人无法准确处理触觉信息，无法确定自己、他人或物体的空间位置，难以准确地进行手部动作，比如书写和绘图困难。个人生活自理能力也会受到影响，比如无法准确地用筷子夹起盘子里的菜并放进嘴里。有些顶叶受损的患者会出现一种叫"偏侧忽略"的症状，例如，画钟的时候把所有的数字都标在表盘的右侧；吃饭的时候只吃放在盘子右边的饭菜而忽略了左边的食物。这在中风或创伤性脑损伤后遗症中较为常见。

● 枕叶

枕叶位于大脑的后部，主要负责处理视觉信息。虽然眼睛是接受视觉信息的器官，但需要枕叶对视觉信息进行分析和解读，例如评估物体的颜色、尺寸、距离、深度、运动轨迹和方向，或对人脸进行识别等。

如果枕叶受损，就意味着一个人可能无法准确识别颜色，无法判断深度和方向，读写困难，无法通过视觉识别物体，也无法通过视觉识别熟悉的人。枕叶受损严重可能会出现视野部分丧失的情况，例如只能看到每只眼睛视野的一半或四分之一。由于人脑每天接收的感官信息有超过 80% 来自视觉，可以想象因枕叶受损而导致的视觉障碍会给生活带来极大的不便。

● 边缘系统

边缘系统位于大脑深处，连接脑干和大脑半球。一些科学家将边缘系统归为大脑的第五个叶，也叫作边缘叶。对于边缘系统到底由哪些脑结构组成，至今还没有共识，但通常来说会包括海马、杏仁核、丘脑、下丘脑和扣带回等。虽然边缘系统曾经被认为是人脑的情感中心，但是神经科学研究的新进展告诉我们，情感是高度复杂的体验，人脑并不是仅有边缘系统在进行情绪加工。除了情绪以外，边缘系统还与多种功能相关，例如记忆、执行功能、愉悦、奖励以及嗅觉等。在这里，我们主要了解海马和杏仁核这两个结构，因为它们与记忆和情绪高度相关，而导致认知症的疾病也往往会影响记忆和情绪调控。

海马位于颞叶深处，因形状像海洋动物海马而得名。海马是负责记忆的最重要的脑组织，参与长时记忆的形成、存储和提取。海马很像电脑的处理器。当我们经历一些事情或学习一些新知识时，来自感官的信息首先会进入海马而形成新的记忆。如果

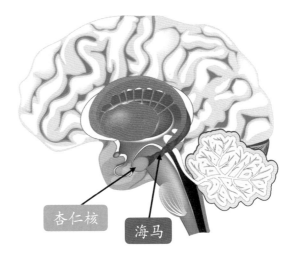

边缘系统

这些新的记忆被重复提取，海马就开始将这些记忆转移到大脑皮层储存起来，就像存入了硬盘。在一段时间内，海马依然要负责检索和提取这些新的记忆，不过很久以前的记忆会更牢固地保存在大脑皮层中，不太需要借助海马就能被回忆起来。海马往往是阿尔茨海默病首先攻击的脑区，这也是为什么阿尔茨海默病人士记不住最近发生的事情，但依然能回想起很久以前发生的事情。

海马对空间导航和定向也很重要。有些科学家认为是海马中的神经元创建了我们对周围的认知地图。2000 年伦敦大学学院的一项研究使用核磁共振（MRI）扫描了伦敦出租车司机和对照受试者的海马，结果发现出租车司机的海马体积明显更大。不同于我们许多人依照 GPS 导航来找路，当时的伦敦出租车司机必须仅凭自己的大脑，在一个拥有 58000 条街道的复杂城市里为自己和乘客规划路线。多年的训练让他们的海马形成了更多的神经连接，创建了更复杂的认知地图，可以灵活又可靠地完成导航。

杏仁核是杏仁状的小结构，在左右颞叶内侧各有一个，位于海马的正前方。杏仁核是人脑的情绪处理中心。它参与情绪如恐惧、悲伤或快乐的产生及表达。它帮助我们识别潜在危险，发出恐惧的信号，让身体通过增加心跳和呼吸频率来做好"战斗或

逃跑"的准备。很多研究表明杏仁核与焦虑有关，有焦虑症的人（包括有焦虑症状的认知症人士）的杏仁核往往处于过度活跃的状态。由于靠近海马，杏仁核也参与情绪记忆的巩固和保存。高度情绪化的经历，例如刻骨铭心的爱情或紧张恐怖的战争，往往会通过杏仁核直接刻入人的长时记忆。如果一个人有创伤后应激障碍（PTSD），那么当他[①]接触到与过去创伤有关的感官刺激时，杏仁核活动的增加可能导致个体经历强烈的恐惧反应，几乎就像创伤再次发生一样。

现在，你已经对人脑的运作有了基本的了解——头骨内、脑膜下、脑脊液承托着一个柔软如果冻的脑，长长的血管系统为它带来氧气和营养。神经细胞相互连接，形成一个不亚于宇宙的复杂而庞大的神经网络，帮助人类产生记忆、思考和创造力。各个脑区有各自的特定功能，同时和其他脑区协作，就像是一个超大型的交响乐团——有指挥（前额叶挥了挥手里的指挥棒），有各个器乐组配置不同的乐手和乐器（颞叶、顶叶、枕叶、边缘系统、小脑和脑干发出相应的声响）。虽然每个部分都有自己的任务，但同时必须和其他部分保持高度精密的协作，这样才能演奏出一首超棒的交响曲。不过，当导致认知症的破坏性因素进犯到我们的脑时，这种和平美丽的景象就会被打破，局部战争即将开始。

认知症的类型

医学研究已经发现，有100多种疾病或医疗原因会导致一个人出现不同程度的认知功能障碍。接下来，我们就一起来了解认知症的主要类型，做到知己知彼。

---

① 本书信息对男女认知症人士均适用，因此我们将随机交替使用"他"或"她"。

阿尔茨海默病

阿尔茨海默病是导致认知症的最常见的疾病，占所有认知症病例的60%以上。阿洛伊斯·阿尔茨海默（Alois Alzheimer）是20世纪的一位德国精神科医师，他因为第一个报告了这种疾病而被载入史册。

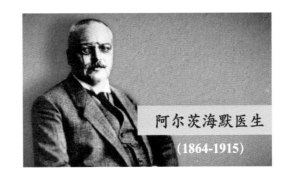

阿尔茨海默医生
(1864-1915)

一百多年来，科学家对阿尔茨海默病一直进行着不懈的研究，对这种疾病已经有了非常深刻的认识。它是一种神经系统退行性疾病，通常具有隐匿起病、渐进发展的特点。起初，阿尔茨海默病通常会破坏大脑中与记忆相关的脑区的神经元及其连接，随后影响大脑皮层中负责语言、推理和社交行为的区域。最终，大脑的许多其他区域都会受损，患者逐渐失去独立生活的能力。

阿尔茨海默病对脑的影响

阿尔茨海默病的发病机制非常复杂。患者脑部有两种典型的病理：一种是有毒性的 β - 淀粉样蛋白（简称Aβ）黏糊糊地聚集在一起，逐渐在神经元之间[1]形成了斑块，阻断神经元之间的正常交流，影响神经元的功能；另一种是叫作 tau 的蛋白出现了异常的化学变化，在神经元的内部形成了缠结，这些缠结破坏神经元的营养运输系统，导致神经元受损和死亡。多年以来，斑块和缠结一直是阿尔茨海默病的标志性病理。人们在形容一个人脑子不好用时常常会说"脑子像一团糨糊"或"脑子打结了"，其实

---

[1] 过去科学家一直认为 Aβ 存在于神经元之外。不过，2022 年 6 月，纽约大学的研究者发表了一项最新的研究成果——在阿尔茨海默病小鼠的神经元里也发现了 Aβ。

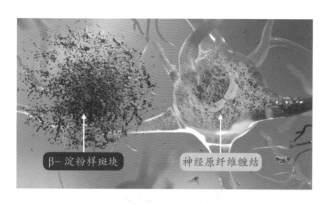

β- 淀粉样斑块　　神经原纤维缠结

这些在阿尔茨海默病患者的脑部都是真实的存在。斑块和缠结也是区分阿尔茨海默病与其他类型认知症的关键诊断依据。

过去，阿尔茨海默病的完全确诊需要通过尸检才能进行，就像一百多年前阿尔茨海默医生所做的那样。但在 21 世纪的今天，随着分子影像学的发展，研究者已经可以成功绘制阿尔茨海默病随着时间发展的图谱，展示出早在临床症状出现前的 20 年，有毒的淀粉样斑块已经在脑中有异常累积了。这一事实告诉我们，阿尔茨海默病不是老年人的疾病，也不会毫无征兆地发生。

阿尔茨海默病的发病机制有多种假说，其中"淀粉样蛋白级联"假说在目前依然占主导地位——Aβ 斑块先发生，处于整个病理进程的更上游，之后是异常的 tau 蛋白聚集在与记忆有关的特定脑区。随着斑块越聚集越多，达到一个临界点，异常的 tau 蛋白会在整个大脑中扩散，就像引发森林火灾一样导致炎症、神经原纤维缠结和神经元的连接中断及死亡。因此，当前世界上多种阿尔茨海默病的新药研发都是基于这个假说，试图在阿尔茨海默病的早期以及更前置的阶段，通过清除脑内异常沉积的 Aβ 来延缓疾病的进程，但研发之路布满荆棘，道阻且长。

重新定义阿尔茨海默病的分期

在分子影像学发现阿尔茨海默病的长期进程之前，医学界将阿尔茨海默病的分期等同于认知症（痴呆）的分期——早期（轻度）、中期（中度）和晚期（重度）。得益于诊断技术的进步，我们现在已经知道阿尔茨海默病的开始要远远早于临床症状的出现。国际组织开始不断修订诊断标准，全球的阿尔茨海默病研究者、临床医生和其他专业工作者都已接受阿尔茨海默病是一个连续的疾病谱,不仅包括认知症的阶段,还包括了临床前阶段和轻度认知障碍阶段。

临床前期		轻度认知障碍	认知症		
1	**2**	**3**	**4**	**5**	**6**
Aβ 阳性	主观认知下降	轻度认知障碍	早期(轻度)	中期(中度)	晚期(重度)

NIA-AA 阿尔茨海默病研究框架(2018 年)[①]

阿尔茨海默病临床前阶段的特征是脑部已经出现 Aβ 斑块,但未出现明显的认知功能减退的症状。患者生活中可能会出现一些蛛丝马迹,例如记忆力下降、注意力不太集中、情绪和行为可能有些改变,但是这些迹象轻微到几乎不易察觉。如果一个人已经出现这些细微的认知变化,就被称为"主观认知下降"。

当阿尔茨海默病进展到轻度认知障碍[②]阶段时,患者自己或者身边熟悉他的人会感觉到其记忆和思考出现了明显问题,只是这些症状还没有严重到影响日常生活,也没有达到认知症的诊断标准。

如果阿尔茨海默病继续进展,就会进入到认知症的状态——不但出现认知功能减退的症状,而且这些症状已经影响到患者的日常生活。这时候,临床医生就有可能通

---

① NIA-AA:美国国家衰老研究院 - 阿尔茨海默协会。
② 轻度认知障碍(Mild Cognitive Impairment,MCI)是介于正常衰老和认知症之间的状态,后文有更详细的介绍。

过全面的医疗检查，做出阿尔茨海默病认知症（痴呆）的诊断。

虽然医学界对于阿尔茨海默病的诊断标准及何时采取医学干预（尤其是药物干预）尚存在争议，但普遍的共识是承认阿尔茨海默病是一个连续体，应将生物标志物检测纳入诊断标准，而不是仅仅局限于临床症状，而且疾病的干预和治疗起点也应提前，不要等到进入认知症阶段才采取行动。

非典型阿尔茨海默病

阿尔茨海默病最常见的早期症状是记忆减退，但也有大约 5%~10% 的阿尔茨海默病人士最先出现的症状并不是记忆问题，这被称作非典型阿尔茨海默病。

非典型阿尔茨海默病最先出现的迹象可能包括：

◇ 理解视觉信息出现困难。例如，无法准确识别物体，难以阅读或难以判断距离。

◇ 个性和行为的改变。例如，对做自己喜欢的事情失去动力，难以理解他人的想法或感受，缺乏同理心，或表现出重复、强迫的行为。

◇ 执行功能出现困难。例如，容易分心，难以处理复杂的信息来做出决定，或难以完成一个复杂的任务。

◇ 语言障碍。例如，说话缓慢、迟疑，找不到合适的词，或在交谈时停顿很长时间。

在 65 岁以下的阿尔茨海默病人群中，三分之一的人可能是非典型阿尔茨海默病。而在 65 岁以上的阿尔茨海默病人群中，只有 5% 的人属于非典型阿尔茨海默病。

年龄、性别和基因

年龄增长是阿尔茨海默病的第一风险因素。大部分发展为阿尔茨海默病认知症的人年龄都在 65 岁以上，而且发病率会随着年龄增长呈现显著上升趋势。如果一个人在

65 岁之前发病，这被称为早发型阿尔茨海默病。

再看**性别**。65 岁以上有阿尔茨海默病的女性人数是男性的两倍。其原因可能是女性的平均寿命比男性长，另外很可能与绝经后雌激素水平的下降有关。激素（也叫作荷尔蒙）是一种强大的化学物质，几乎参与身体和脑的每一个运作过程——从细胞代谢、组织生长到损伤恢复，无所不包。多项研究表明，雌激素是女性脑健康的主要激素驱动因素。它能够调节能量，通过增强免疫系统保护神经元免受伤害，还能促进神经元之间形成新的连接。而连接良好的脑更具弹性和适应性。雌激素还具有天然的镇静作用，同时促进体内天然止痛药内啡肽的释放。不过，随着更年期的到来，女性的脑也受到了巨大的影响。更年期的一个重要标志就是雌激素的下降。作为女性（相信这本书的读者大部分也是女性），我们必须面临这样一个现实——我们不仅会经历潮热、盗汗、睡眠紊乱，还可能经历抑郁、记忆减退和加速衰老，抵御阿尔茨海默病等脑部疾病的能力也可能被削弱。

接下来是**基因**。仅有 1% 的阿尔茨海默病人士是因为遗传了突变基因而发病。这些突变基因包括淀粉样前体蛋白（APP）、早老蛋白 1（PSEN1）和早老蛋白 2（PSEN2）。这些突变基因会改变 Aβ 的生成或代谢。就如你已知的那样，Aβ 一旦变异和聚集就会形成斑块，阻断神经元之间的通信，导致神经元受损及死亡。如果一个人携带其中一种突变基因，发病的风险将超过 95%，而且往往在 40~50 岁或更早的时候就发病了[①]。唐氏综合征[②]人士由于多携带了一条 21 号染色体，导致他们有着更多的淀粉样前体蛋白基因的剂量，他们的脑会出现与阿尔茨海默病相同的病理，因此，

---

① 个别突变基因的携带者终生不会表现出明显的认知症症状，这种情况已经引起了科学家的关注。
② 唐氏综合征（Down Syndrome）也称为 21 三体综合征，是由于存在额外的第三条 21 号染色体（正常为两条）而引起的一种遗传性疾病，通常伴随身体发育迟缓、轻度至中度智力障碍和独特的面部特征。

唐氏综合征人士得阿尔茨海默病的风险要高于常人。

阿尔茨海默病主要的遗传风险因素并非上面提到的突变基因，而是一种被称为 APOE4 的风险基因。APOE（Apolipoprotein E，也叫作载脂蛋白）是一种参与体内脂肪代谢的蛋白质，其重要功能之一就是调节脑中的胆固醇。APOE 基因分为三个亚型：APOE2、APOE3 和 APOE4。研究人员发现，有 40%~65% 的阿尔茨海默病人士携带 APOE4 基因。

我们每个人都会从父母那里各自继承一个载脂蛋白，拥有两个 APOE 的拷贝。如果其中一个是 APOE4，那么得阿尔茨海默病的风险会增加 2~4 倍；如果有两个 APOE4，风险程度会增加 8~15 倍。这个数字看上去有点吓人，不过接下来的数字或许能让你宽心——根据美国国家卫生研究院的数据，携带一个 APOE4 的人数大约为人口的 25%[1]，携带两个的仅有 2%~3%。携带 APOE4 的人虽然得阿尔茨海默病的风险更高，但并不意味着他们一定会得此病。随着阿尔茨海默病遗传学研究的进展，研究人员已经发现阿尔茨海默病还与其他基因有所关联。但迄今为止，APOE4 仍是影响最大的遗传风险因素。

生活方式：可以改变的风险因素

虽然斑块和缠结是阿尔茨海默病的典型病理，而且淀粉样蛋白级联假说多年来占据主导地位，但这并不一定是阿尔茨海默病的终极发病机制。影响脑部健康的慢性炎症、氧化反应、代谢异常、各种血管问题、有缺陷的血脑屏障等都可能与斑块和缠结相互影响、相互作用，最终导致大量神经细胞死亡和病理性的认知障碍。而上述这些潜在的生物学过程与生活方式密切相关。

---

[1] 根据北京宣武医院贾建平教授团队于 2020 年在 *Alzheimer's & Dementia* 杂志上在线发布的报告显示，我国正常人口中约有 20% 携带 APOE4 基因。

二十多年来的研究表明，阿尔茨海默病和很多类型的认知症都是生活方式因素与遗传风险和环境因素交互作用的结果。其中，生活方式因素占据重要地位，远远超过遗传风险的影响。

美国神经科学家莉萨·吉诺瓦（Lisa Genova）[1]曾在她著名的 TED 演讲《预防阿尔茨海默病，我们能做些什么》中对阿尔茨海默病的风险因素做了一个非常形象的比喻。她把阿尔茨海默病的风险因素比作一个天平。如果一个人携带的是 APOE4，天平只有一些倾斜，并不会直接着地；但如果在 APOE4 上继续叠加不良睡眠、不健康的饮食、久坐不动、高血压、糖尿病、肥胖、吸烟、高胆固醇等因素，天平就会直接着地并触发连锁反应，就像引发了森林火灾。

最新研究还发现，就算一个人携带的是突变基因，阿尔茨海默病的遗传风险水平远高于常人，认知症也不一定就是这个人的宿命。采取有益于脑健康的生活方式非常重要。

2020 年，著名医学期刊《柳叶刀》（*The Lancet*）发表了一篇题为《认知症的预防、干预和照护》的报告，认为全球约 40% 的认知症是由 12 种可调控的风险因素引起的，包括受教育程度低、高血压、听力损害、吸烟、肥胖、抑郁、体能活动不足、糖尿病、社交缺乏、过量饮酒、创伤性脑损伤以及空气污染，并将这些可变的认知症风险因素按年龄列入生命早年、中年和晚年的预防要点，呼吁通过调整生活方式来降低风险水平。我们无法改变自己的年龄、性别和基因，但是我们可以改变自己的生活方式，在任何时候采取行动都是值得鼓励的。

---

[1] 著有畅销书《我想念我自己》。女主人公爱丽丝是一位认知语言学教授，在 50 岁的时候被诊断为遗传性阿尔茨海默病（携带了一个突变基因）。后来此书改编为电影《依然爱丽丝》，扮演爱丽丝的朱莉安·摩尔在 2015 年获得奥斯卡最佳女主角奖。

生命阶段	可变的风险因素
早年（＜45岁）	受教育程度低
中年（45～60岁）	听力下降、脑外伤、高血压、过量饮酒、肥胖症
晚年（＞65岁）	吸烟、抑郁症、缺乏社交、缺乏运动能力、空气污染、糖尿病

血管性认知症

血管性认知症（医学名称为"血管性痴呆"）是指由于脑供血减少或阻断而导致脑组织遭到破坏而引起的认知功能障碍。它是认知症大家族中第二大常见的类型。

神经细胞需要通过人脑中的血管网络获得氧气和营养物。没有了这些，它们就会受损或死亡。如果血液流入脑的输送渠道被阻断，就会对脑的多个部分造成损害。各种影响到脑供血的血管疾病，比如脑卒中或脑小血管病，都有可能造成神经细胞死亡及脑部损伤，导致一个人出现认知功能障碍。

血管性认知症可能出现的症状包括：

◇ 思考速度缓慢，计划、组织和解决问题的能力下降。

◇ 语言理解和表达出现困难。

◇ 难以集中注意力。

◇ 情绪和行为发生变化——有的可能咄咄逼人，有的可能表现出抑郁、情绪波动或缺乏做事的兴趣和热情。

◇ 记忆受损，但记忆问题不像阿尔茨海默病人士那样普遍。

◇ 日常生活能力下降，例如在完成做饭这样多步骤的任务时出现困难。

另外，有些血管性认知症人士可能出现一些躯体症状，比如肢体无力、行走不稳、难以保持平衡、偏侧忽视、失禁等。

路易体认知症

路易体认知症（医学名称为"路易体痴呆"）是以神经细胞内路易体的形成为特征的进行性认知功能障碍。它是第三大常见的认知症类型。很多人是因为美国前总统里根才知道了阿尔茨海默病，而路易体认知症则是因为美国著名演员罗宾·威廉姆斯而闻名。这位曾给世界带来欢笑的表演艺术家在 2014 年因不堪疾病折磨而结束了自己的生命。

路易体是神经细胞内一种非常微小的蛋白质 α - 突触核蛋白的异常沉积。它会破坏神经细胞间的重要化学递质，阻止神经细胞正常通信，最终导致细胞死亡。路易体最早是在帕金森病患者的脑干里发现的。它会耗尽多巴胺，导致一个人出现手抖脚抖、姿势僵硬这样的运动障碍。如果路易体在脑的其他部分扩散，就会破坏更多的神经递质，阻止神经元之间的正常通信，导致一个人的感知觉、思维和行为出现紊乱。

路易体认知症的症状表现与阿尔茨海默病有相似之处，例如注意力、判断力、解决问题的技能、视觉空间功能以及语言功能的衰退。但是，路易体认知症还具有以下特点：

◇ 认知功能波动明显，伴随注意力、警觉性和意识的明显改变。这种波动可能在数天或数周内发生，也有可能发生在每一天的不同时刻。例如，患者在上午还意识清醒、注意力良好、能进行连贯的谈话，下午就出现注意力下降和发呆的情况。

◇ 反复发作的视幻觉。这些幻觉往往是完整、生动和详细的。有些是良性的，并不可怕，但也有一些幻觉是令人苦恼甚至恐惧的。当患者出现视幻觉，最好的办法就是陪伴和安慰。告诉他们"看到的东西不是真的"往往没有任何意义，因为在他们的世界里，那就是真切无比的存在。

◇ 与帕金森病相似的运动障碍。路易体认知症人士肌张力增高，行动缓慢迟钝，行走时拖步、屈身，平衡能力较差，容易跌倒。

◇ 快速眼动期[1]睡眠行为障碍。其特征是有生动的梦境，不愉快的梦里行为（例如被追逐或被攻击）会通过身体动作表现出来——说梦话、喊叫、胳膊和腿突然剧烈地移动，有时拳打脚踢，严重时有可能伤及同床者。

路易体认知症常见于 60 岁以上的人群，男性比女性的发病人数要多一些。起病以后的生存期大约是 6~12 年。

路易体认知症的复杂性以及它与阿尔茨海默病和帕金森病相似的症状表现，导致对其进行鉴别诊断的难度加大。治疗阿尔茨海默病和帕金森病的药物对治疗路易体认知症可能会有所帮助。

特别需要提示的是，路易体认知症人士对抗精神病药物非常敏感。如果服用，可能导致认知功能恶化、帕金森症状加重以及产生其他危及生命的副作用。

帕金森病认知症

大约 40% 的帕金森病人士的认知功能在出现运动障碍的 10~15 年后开始出现衰退，表现出记忆损害、难以集中注意力和处理信息、思维缓慢等症状。这就是帕金森病认知症，医学名称为"帕金森病痴呆"。

帕金森病认知症和路易体认知症就像是一对孪生兄弟，因为它们都是受到路易体

---

[1] 快速眼动期（REM）是睡眠过程中的一个阶段，大约 20% 的睡眠是在快速眼动期度过的。这通常是做梦的时间，正常情况下人是不会动的。

影响的神经退行性疾病。与路易体认知症相比，帕金森病认知症的幻觉和妄想的发生概率相对较少、或程度没有那么严重，平衡、行走及跌倒问题是更为常见的。而路易体认知症人士的运动障碍通常比认知功能症状出现得晚。

额颞叶认知症

额颞叶认知症（医学名称为"额颞叶痴呆"）是由于大脑的额叶和／或颞叶的进行性退化而导致的一系列认知功能障碍的统称。2023 年 2 月，美国影星布鲁斯·威利斯（Bruce Willis）被诊断为额颞叶认知症，引起世人对于这种类型认知症的关注。

额叶和颞叶控制着我们的行为、情绪反应和语言。如果额叶最先出现损害，患者会经历个性和行为的显著变化。他们容易冲动，无法抑制自己，出现越来越多不适当的行为，例如言语粗鲁、性兴趣异常增加、不顾个人卫生等。有些患者会出现强迫性行为，例如反复做一个动作，过量进食或只吃一种食物，每天要去同一个地方等。如果颞叶先出现损害，患者会出现言语障碍，难以理解和使用口头或书面语言。有些患者找不到合适的词，说话缓慢吃力。有的患者虽然说话流畅，但言语杂乱，他们也可能意识不到自己到底在说些什么。事实上，布鲁斯·威利斯先是被诊断为失语，一年后才确诊为额颞叶认知症。

额颞叶认知症的进展速度因人而异。随着更多的脑区受到影响，不同类型的症状开始叠加。有些额颞叶认知症人士最先表现出行为上的变化，后来又出现了语言障碍，也有些病例情况相反。

额颞叶认知症更多影响的是65岁以下的人群，他们往往在40~60岁之间就发病了。起病以后的生存期大约是 2~10 年，但也有一些额颞叶认知症人士的生存期超过这个时间。额颞叶认知症有着较高的遗传风险，约有 10%~15% 的额颞叶认知症人士携带了直接致病的突变基因。常见的突变基因有三个：C9ORF72、MAPT 或 GRN。其中，

MAPT 基因突变会破坏 tau 蛋白的结构和功能，导致神经元死亡。

额颞叶认知症所引起的个性和行为的变化，对当事人、照护伙伴以及周围的人来说都是具有挑战性的。最重要的是要记住，这是认知症造成的，当事人可能并没有意识到自己行为异常。鼓励他们参与有兴趣的活动，有时可以帮助缓解一些看上去不太合时宜的行为。

特别需要提示的是，没有良好的证据表明胆碱酯酶抑制剂（阿尔茨海默病的常用药物）对额颞叶认知症有帮助。对一些额颞叶认知症人士来说，这些药物还可能使症状恶化。

LATE：一种新发现的认知症

2019 年，来自美、英、日等国的多位研究人员正式确认他们新发现了一种与阿尔茨海默病很相似的脑部疾病，并命名为"LATE"。LATE 的全称是 Limbic-predominant Age-related TDP-43 Encephalopathy，翻译为"边缘为主、年龄相关的 TDP-43 脑病"。这种脑病往往影响的是 85 岁以上的高龄长者，因此科学家们就用 LATE（晚年）这个词一语双关地进行了疾病的命名。

在已知的认知症类型中，LATE 与阿尔茨海默病最为相似。阿尔茨海默病大脑中的标志物是 Aβ 斑块和 tau 蛋白变异形成的神经纤维缠结，而 LATE 患者的大脑中积聚的是 TDP-43 蛋白的错误折叠，最先影响边缘系统的杏仁核和海马，之后发展到其他脑区。如果一位年长者合并阿尔茨海默病和 LATE，就会加快其认知症的进展速度。

LATE 的发现为认知症的鉴别诊断和治疗增加了复杂性。科学家们在报告中呼吁，迫切需要对 LATE 进行深入研究，包括如何诊断、找出风险因素以及如何防治。

嗜银颗粒病

在阅读关于阿尔茨海默病和额颞叶认知症的信息时，你可能已经留意到这两种认知症都与 tau 蛋白有关。嗜银颗粒病也是一种 tau 蛋白相关疾病，异常的 tau 蛋白形成的呈梭形或逗号形状的嗜银颗粒在边缘系统大量聚集。边缘系统不仅掌管着一个人对事件或情景的记忆（海马），而且还负责情绪（杏仁核），以便对周遭发生的事情做出快速反应。嗜银颗粒病导致边缘系统受损，受到这种疾病影响的人会表现出记忆下降和情绪的显著变化，例如固执、容易兴奋、易怒、躁动不安等。

嗜银颗粒病的鉴别诊断并不容易，毕竟连很多医生都不一定知道这种疾病的存在，有时可能会给出阿尔茨海默病的诊断。其实无论从病理特征还是从症状表现看，嗜银颗粒病和阿尔茨海默病都很相似。治疗阿尔茨海默病的药物对嗜银颗粒病可能会有所帮助，但不能预期有同样的效果。嗜银颗粒病也可能同时存在于阿尔茨海默病和路易体认知症人士的脑部，这为认知症的鉴别、诊断及治疗又增加了难度。

酒精相关的脑损伤

很多人都有过喝酒以后脑子断片儿的经历，但很少有人知道酗酒可能导致认知症。酒精相关的脑损伤是指由于一个人连续多年过量饮酒或酗酒而引起的脑功能障碍。患者的年龄一般在 40~50 岁之间，症状可能包括记忆丢失、难以思考问题及难以执行复杂任务，如管理自己的财务。

如果一个人经常喝太多酒，酒精会毒害到神经细胞，久而久之便导致神经细胞死亡和脑组织萎缩。酒精也会损伤一个人的脑血管，可能导致高血压，增加中风的概率。酗酒者还有着更高的营养不良的风险。一方面，他们经常从酒精饮料中获得过多热量而减少进食；另一方面，酒精会阻止身体获得足够的硫胺素（维生素 B1，人脑正常工作所需的维生素）。酒精还会增加头部受伤的风险——酗酒者在酒精的作用下可能会跌倒并撞到头部，或在打架时头部受到攻击，两者都会造成脑部持久的损伤。

好消息是，如果酒精相关性脑损伤人士停止饮酒并得到良好的支持，他们有可能恢复大部分的记忆、思考及独立做事的能力。因此，我们对酗酒者的忠告就是尽早戒酒，不要等情况变得更糟糕时再采取行动。

慢性创伤性脑病

这是一种进行性脑疾病，被认为是由反复的头部撞击和反复的脑震荡引起的。慢性创伤性脑病常发生在频繁参与剧烈接触型运动（例如橄榄球和拳击）的运动员身上，多次承受过爆炸冲击的军人也可能发生慢性创伤性脑病。

慢性创伤性脑病的症状包括记忆、思考和执行功能受损，行为冲动、有攻击性，出现抑郁或情感淡漠的情况，可能有药物滥用、自杀的想法或行为。一些慢性创伤性脑病患者还合并帕金森病的症状或运动神经元病。

慢性创伤性脑病比较罕见，在患者生前诊断出这种脑病的难度很大，而且也没有治愈方法。虽然并不是所有橄榄球球员或拳击手都会得慢性创伤性脑病，但运动员的脑创伤是应该得到高度重视的。

混合性认知症

这是指某人得了不止一种类型的认知症。其中，阿尔茨海默病合并血管性认知症是最为常见的。当然还有其他类型认知症的组合，例如阿尔茨海默病合并路易体认知症。最新研究表明，近乎一半进入中重度认知症阶段的阿尔茨海默人士混合了 LATE 这种新发现的脑病。混合性认知症人士表现出的症状也会混合不同类型认知症的特点。

罕见病因引起的认知症

许多其他疾病也可能导致认知症，但这些疾病都很罕见。其病因包括皮质基底节变性、进行性核上性麻痹、肌萎缩侧索硬化、与艾滋病相关的神经功能障碍、亨廷顿病、克 - 雅病等。

早发型认知症

如果认知症出现在 65 岁以下的人群中，称为早发型认知症。超过 5% 的认知症病例是早发型的。

在人们普遍的印象中，只有老年人才会得"老年痴呆"，好像认知症就是老年人的"专利"。国内外与认知症相关的社会支持服务也大多面向老年人。以上海为例，政府的一个惠民项目就叫作"老年认知障碍友好社区"。但我们要知道，认知症并不仅仅影响老年人。

人们容易接受老年人出现认知能力下降，但难以理解中年人甚至青年人也会有认知症。因此，早发型认知症人士和他们的家人更容易产生病耻感，担心社会对认知症的偏见和歧视而不愿意让外界知道。他们在发病时可能还在承担着社会工作和家庭责任，"上有老下有小"的任务尚未完成，自己反而成了家里需要被照顾的对象。这对整个家庭的心理承受力、经济收入和照护能力都是很大的挑战。来自家庭和社会、内部和外部的压力会导致早发型认知症人士和他们的家人处于更加孤立无援的境地。这个群体需要得到我们大家特别的关注和支持。

与老年期发病的认知症相比，早发型认知症有一些明显的差异。首先，早发型认知症的疾病范围更广。例如，额颞叶认知症和酒精相关的脑损伤往往从四十多岁起就发作了，但在 65 岁以上人群则相对少见。其次，早发型认知症最先出现的迹象不一定是记忆缺损，而可能是行为、语言或感知觉功能的损害。早发型认知症人士更容易出现运动、行走、协调或平衡方面的障碍，但一般来说没有其他严重的健康问题。第三，大约 10% 的早发型认知症人士是受到遗传影响而发病，这个比例也远高于老年期的认知症长者。

认知症的进展

了解认知症将如何发展以及未来有可能发生的事情，可以帮助你和认知症亲人提前做好计划。

专业人员经常用认知症的三个阶段——早期、中期和晚期，或轻度、中度和重度——来解释认知症的进展。三阶段模型的优点是清晰、容易理解，但是这个模型也存在一些缺陷。其一，无法反映出每一位认知症人士的独特性。并不是所有的认知症人士都会出现三阶段模型中提及的所有症状，某个症状也不一定仅仅出现在某一特定阶段。其二，没有解释某些"症状"其实是认知症人士对需求的表达或是对外界的反应。举例来说，"游荡"可能是他们对环境的好奇和探索，也可能是要寻找某个地点来满足自身的某种需求（例如想找到卫生间去小便）。

尽管如此，通过三阶段模型来呈现认知症的进展还是有一定意义的：有助于理解认知症大致的走向，提前做好心理准备。同时，照护伙伴需要牢记，虽然认知症有很多共性表现，但每一位认知症人士都是独一无二的，需要个性化的对待和支持。

认知症的早期阶段（轻度）

在早期阶段，一个人的认知功能已经出现明显改变，并且影响到了日常生活和社交。在这个阶段，一部分人会选择就医，希望搞清楚为什么会出现记忆和思考方面的问题；但更多的人可能认为这只是衰老的自然表现，而不去寻求医疗帮助。

早期阶段可能出现的症状包括：

◇ 近期记忆丢失，忘记最近发生过的事、谈话或约定好的活动。

◇ 难以完成之前熟悉的任务，例如做饭、下棋、打麻将等。

◇ 难以集中注意力。

◇ 计划、决策或解决问题有困难。

◇ 在交谈的时候有困难，比如难以找到词语、重复自己的话或失去说话的思路。

◇ 无法理解视觉图像和空间的关系，例如把地上的黑色块毯看作一个黑洞。

◇ 判断力下降，例如无法明智地处理财务，容易上当受骗。

◇ 退出工作或社会活动。

◇ 情绪或行为发生明显的变化。

认知症的中期阶段（中度）

中期阶段，认知症的症状会加重，在日常生活中会遇到更多困难，情绪变化和反应式行为可能有所增加，还可能出现迷路等安全问题。

中期阶段可能出现的症状包括：

◇ 对最近发生的事情很健忘，远期记忆也出现细节混淆的情况。

◇ 由于记忆或注意力等问题而做出一些不安全的事情，例如经常忘记关火。

◇ 搞不清楚时间和地点，在不熟悉的地方容易迷路走失。

◇ 忘记朋友或家人的名字，或者出现错认的情况。

◇ 语言理解和表达更加困难。

◇ 不能独立完成一些日常生活任务，例如购物、搭乘交通工具。

◇ 阅读和理解、写作和计算能力下降。

◇ 情绪容易快速起伏波动，容易难过、苦恼或生气；反应式行为增加，有时出现过度反应。

◇ 一些认知症人士可能出现脱抑制[①]行为，给周围的人带来一些困扰。

认知症的晚期阶段（重度）

当认知症进展到晚期，患者的记忆、思考和沟通问题将变得更加严重，身体可能会变得虚弱，可能出现睡眠障碍、营养不良、吞咽困难、体重下降、失禁等问题。他们的运动技能可能会显著下降，行走和移动变得困难，有更高的跌倒风险。如果他们感到疼痛不适或者沟通受阻，可能会通过呻吟、哼叫或者焦躁不安的行为来表达。在这个阶段，他们的日常生活已经需要全面的照顾和支持。

> 我们专注于他还能做的事情上，而不是他已经做不到的事情。虽然他找不到合适的词和我说话，但他还可以照着读本朗诵诗词。我们依然可以享受彼此的陪伴，度过美好的时光。
>
> 一位晚期认知症人士的妻子

有些认知症人士和家庭成员可能暂时不想知道到了晚期以及生命的终末期将经历什么，尊重他们的意愿是很重要的。也有相当多的人希望了解认知症晚期将会发生什

---

① 指个人行为的内部约束机制被解除的状态，主要表现在控制冲动的能力降低。一些认知症人士由于大脑的特定部位（主要是前额叶）受损而出现脱抑制行为，例如说话不分轻重、无法控制性本能以至于冒犯了他人，等等。

么，这样他们可以有充分的时间去了解和选择自己希望得到的治疗和照护，包括对终末期是否使用生命支持治疗①做出决策。

轻度认知障碍

我们已经知道衰老的确会带来某些认知功能的下降。如果一个人出现的记忆、思考方面的问题比同龄人要多，但还不足以干扰到日常生活，那就还不能被定义为认知症。这时候，医生可能会把这种介于正常衰老和认知症之间的状态诊断为轻度认知障碍（Mild Cognitive Impairment，简称 MCI）。根据医学专家估算，在 65 岁以上的人群中，有 5%~20% 的人有 MCI。2020 年 12 月 1 日，北京宣武医院贾建平教授团队在《柳叶刀》（*The Lancet*）发表的流行病学研究报告显示，中国有 MCI 的老年人占整个老年人群体的比例为 15.54%，约为 3877 万人。

随着时间推移，有些 MCI 人士会发展为认知症——可能是阿尔茨海默病，也可能是其他类型的认知症；也有很多 MCI 人士保持在一种相对稳定的状态，没有继续发展；有的甚至还有所改善。

MCI 人士的确会有更高的认知症风险。在记忆门诊进行的研究中，每年有 10%~15% 的 MCI 人士发展为认知症。这个很容易理解，因为记忆门诊是不同程度认知障碍人士的集中地。在其他环境进行的研究中，从 MCI 转化为认知症的比例就要低得多：每年大约有 5% 的 MCI 人士会转化为认知症。这个数字更符合常态。

---

① 包括心肺复苏术、呼吸机、喂食管及抗生素等。生命支持治疗会延长一个人的生命，但同时也会给人带来不同程度的创伤和副作用。

MCI 人士最后会不会发展为认知症，通常取决于 MCI 的起因。导致一个人出现 MCI 可能有不同的原因，需要一一排查。举例来说，如果医生评估发现这位病人的认知功能下降是因为焦虑造成的，那么治疗就要从焦虑入手。如果有人出现 MCI 是因为缺乏维生素或药物的副作用，那么医生通过让患者补充维生素或重新审核评估药物，就能够使 MCI 的症状得到缓解。

在 MCI 中最为常见的是遗忘型 MCI，指的是一个人出现了记忆问题，但其他认知功能还没有受到影响，仍然可以维持正常的生活功能。遗忘型 MCI 背后的原因与阿尔茨海默病相关度较高，创新的生物标志物检测技术有助于识别和确认 MCI 是不是因为阿尔茨海默病而导致的。

我们想请你记住的是，轻度认知障碍并不是认知症。MCI 人士虽然得认知症的风险会更高，但并不是所有的 MCI 都会发展成为认知症。关键是找到可逆病因并且及时治疗。有很多被诊断为 MCI 的人利用这个机会来改善他们的生活方式，降低认知症的风险，尽可能推迟认知症的到来。

理解认知症的诊断

在你阅读这一小节之前，请先完成下面的问卷。它会帮助你评估自己对于认知症诊断的了解程度。

	问题	知道	不清楚
1	你知道及时、准确的诊断有什么好处吗？		
2	你知道认知症的诊断应该在医院的哪个科室做吗？		
3	你知道认知症的诊断需要做全面的检查和评估吗？		
4	你的亲人已经被确诊为认知症了吗？		
5	如果亲人已经确诊，你知道她得的可能是哪种类型的认知症吗？		

如果你对于上述任何一个问题的回答是"不清楚"，就请仔细阅读以下关于认知症诊断的信息。

及时、准确的诊断有什么好处

认知症是一个少则几年、多则十几二十几年的旅程，及时、准确的诊断可以为认知症人士和他们的家庭成员带来很大帮助。不幸的是，虽然全球有超过六千万的认知症人士，但大多数并没有得到正式的医疗诊断。这意味着有太多太多的认知症人士"下落不明"。想想看，没有诊断，何谈治疗，更不用说接下来对疾病的长期管理了。

国际阿尔茨海默病协会在 2021 年的年度报告中指出，阻碍诊断的一个重要原因是公众缺乏对疾病的知识和认识，同时与认知症相关的污名和负面的刻板印象也阻碍了许多人去寻求他们所需要的支持。在这里，我们希望和你分享及时、准确的诊断能给认知症人士和他们的家庭带来的益处，让这些信息能够帮助更多有需要的人。

● 通过全面医疗检查，找到可逆的病因进行治疗

随着年龄的增长，我们的记忆会变得不那么可靠，思考的速度也放慢了。但这并不意味着一定是认知症发作。记忆和思考方面的问题可能是压力、焦虑、抑郁、某些身体疾病所导致的。中风、感染、荷尔蒙紊乱、营养缺乏、酗酒、脑肿瘤、正常压力脑积水、谵妄等都有可能让一个人产生类似认知症的症状。而上述很多医疗问题都能得到有效治疗。

特别要提示的是，老年人服用多重药物也是导致其出现认知功能障碍的潜在原因之一，尤其抗胆碱药物更是导致认知能力下降的风险因素。抗胆碱药物通常用于治疗过敏、失眠、尿失禁、腹泻、头晕、哮喘、帕金森、慢阻肺以及各种精神障碍。这些药物在不同程度上阻断了人脑中一种重要的化学信使——乙酰胆碱，而乙酰胆碱对注意力的集中、记忆的形成和巩固都发挥着重要作用。如果长期服用抗胆碱药物，所产生的累积效应就可能会引起认知困难。这些药物的副作用在老年人身上尤为敏感。因此，如果你或疑似出现认知症迹象的亲人准备去就医，务必带上一份目前正在服用药物的清单。

> *治疗可治疗的，逆转可逆转的，恢复可恢复的。*
>
> 盖尔·艾略特（Gail Elliot）| 认知症专家

● 通过鉴别诊断，明确病因、精准治疗

对于任何有记忆或思考问题的人来说，得到一个全面、准确的评估是非常重要的。毕竟认知症"品种"繁多，不同病因的治疗方法和效果都有所不同。好消息是，随着医学的发展，国际和国内医学界都已经有了认知症的临床诊断标准，而且这些诊断标准正随着临床研究的进展不断优化。在记忆门诊或者认知障碍门诊，医生会对患者进行系列检查，以完成一个全面的医疗评估，并基于诊断标准和临床经验来判断患者是否得了认知症；如果是，得的可能是哪一种类型或哪几种类型混合的认知症，以及患者可能处于认知症的哪个阶段。及时、准确的诊断会帮助医生为患者开具更加精准的治疗方案。

我们在工作中曾经遇到过这样的情况：有的家属因为亲人出现了明显的认知症的症状，在没有去医院进行评估和诊断的情况下，就想当然地让亲人服用阿尔茨海默病的常用药物——胆碱酯酶抑制剂。但后来发现，亲人得的不是阿尔茨海默病，而是额颞叶认知症。重要的是，额颞叶认知症患者并不能从胆碱酯酶抑制剂的治疗中获益，而且还可能导致行为症状的恶化。因此，及时精准的诊断和治疗对于任何一位认知症人士来说都意义重大。

● 确诊认知症，能降低生活中的潜在风险

认知症人士可能会因为记忆、定向、思考、感知觉等缺损，使他们在生活中面临更高的意外风险。举例来说，一位长者同时有高血压和糖尿病，她需要定期去看医生，并且按照医嘱定时定量地服用药物。如果她有认知症的记忆丢失问题，就会记不住自己什么时候该吃什么药、吃多少，以及自己是不是已经吃了药。这就意味着她的高血压和糖尿病无法得到有效的管理，使其处于更大的健康风险。

再以走失为例，很多家庭在发生了亲人走失事件之后，才意识到亲人得了认知症。如果能早一点确诊，就能早一点建立风险防范意识，进而加强居家安全措施，降低生活中的潜在风险，让亲人的生活更安全、更有保障。

● 争取到宝贵的时间，安排好未来的生活

早期的认知症人士往往还能保留相当一部分学习、思考和决策的能力。越早确诊，他们就越能有机会和家人一起了解认知症是怎么一回事；学习应对疾病的方法；寻找来自家庭、社区和社会的支持资源；制订从现在到未来的长期计划；有机会去完成一些未了的心愿，比如去什么地方旅游、享受哪些美食等。

早期的认知症人士并没有丢失学习能力。如果他们有机会了解认知症是怎么一回事、并且学习应对疾病的方法，他们依然有可能在很长一段时间里保持生活的独立性，并且通过采取有助于脑健康的生活方式（参见第三章中的"幸福彩虹策略"）改善认知，维持甚至促进功能。

如果能够直面死亡这个严肃话题，认知症人士和其家人还可以在专业人员的支持下对疾病发展到晚期、生命抵达终点前的重要医疗决策进行讨论，并做出决定。

这就像是一场赛跑。如果我们在早期阶段能跑赢认知症，就有时间和机会为未来的生活做好充分准备。

● 确诊给家庭带来的其他好处

首先，认知症的确诊从某种程度可以减少家庭中的误解和冲突。认知症会让一个人的情绪、心理和行为发生改变。这种改变有些时候会令人困惑，容易造成误解、指责和冲突。而认知症的确诊会为这些改变找到一个理由——很多改变是疾病造成的，并不是亲人故意为之。这份理解将帮助认知症人士和其家人建立更和谐的关系。

其次，大部分的认知症人士都会在很长时间里居家生活，家人就要承担起家庭照

护的责任。越早确诊，家人越能尽早了解疾病会往哪个方向发展，同时学习有效的照护方法，并对亲人可能发生的变化做好准备。

及时诊断还能让家庭成员有充分的时间去了解和评估各种服务资源，选择最适合亲人和家庭的照护方式，并且在需要的时候寻求专业帮助，减轻压力和负担。所有这一切，都会改善认知症人士和其家庭成员的生活质量。

因此，认知症照护之旅的第一步就是及时、准确的诊断。即使那些疑似认知症的迹象最后被证实为仅仅是自然衰老的表现，全面的医疗评估也可以帮助我们了解自己当下的身心健康状况，从而制定有效策略，保护好我们最珍贵的脑，让它更好地发挥功能。

去哪里得到诊断

现在，不少医院都设立了记忆门诊或者认知障碍门诊。它们通常会设立在医院的神经内科、老年精神科或老年科，专门为患者提供认知症的诊断和治疗。

通常来说，最擅长做认知症早期鉴别诊断的是设立在神经内科的记忆障碍门诊。不过，如果亲人刚开始出现的是情绪或行为的改变，你可以考虑去设立在老年精神科的记忆门诊。如果亲人是合并了其他躯体疾病的高龄长者，这时候就需要考虑去设立在老年科的记忆门诊看病，因为那里的医生更擅长处理老年人共病的问题。

初诊进行的评估和检查

通常来说，初诊时需要进行的评估和检查包括以下内容：

● 了解详细病史

医生会聆听患者和家人所担心的记忆、思考或行为方面的问题，以及这些问题是怎样影响日常生活的。医生还会了解家族病史，了解患者有没有其他慢性疾病，以及目前正在服用的药物。

● 体格检查

体格检查包括一般体格检查和神经系统检查。

一般体格检查是为了发现对认知功能有影响的系统性疾病。如果发现患者是因为贫血、营养不良、过度饮酒、甲状腺功能异常、药物副作用等问题导致的认知损伤，及时的治疗或纠正就可以改善患者的认知功能。

神经系统检查对鉴别不同类型的认知症会有帮助。例如，处于认知症早期的阿尔茨海默病，除了认知功能以外，其他检查结果往往是正常的。但如果患者不仅出现认知功能损害，还伴有肌肉僵直和运动迟缓的问题，医生就要考虑路易体认知症的可能性。

● 临床评估

医生或护士将通过一些量表或问卷来评估患者的认知功能、日常生活能力，以及精神和行为状况。

认知功能评估有助于了解患者在各个认知领域的情况，比如记忆、定向、执行、语言、视觉空间功能等。这些评估有助于发现问题、寻找原因，并为判断认知症的类型及可能所处的阶段提供依据。认知功能的评估结果可以作为基线，用来监测病情的发展和评价治疗效果。

精神行为评估有助于了解患者的精神和行为状况，以确定目前出现的认知、情绪和行为问题是不是由抑郁、其他情绪障碍或精神疾病引起的。

工具性日常生活能力（打电话、购物、做饭、主持家务、洗衣服、乘坐公共交通工具、服药以及理财）和基本日常生活能力（穿衣服、梳洗、吃饭、行走、洗澡以及大小便）的评估有助于了解认知损害的程度是否已经影响到患者的日常生活，以便确认认知症。

● 头部的影像学检查

结构影像学检查是鉴别认知症病因不可或缺的方法。CT（计算机断层扫描）、CAT（计算机轴向断层扫描）和 MRI（磁共振成像）在认知症的诊断中被广泛应用，它们都能显示出脑组织的结构变化。其中，MRI 能够提供更多的信息，已经成为认知症鉴别诊断的常规检查项目。结构影像学检查可以排查患者出现的认知问题是不是因为脑肿瘤、血栓、正常压力脑积水、硬膜下血肿等造成的，而且还可以通过检查脑组织的受损模式，帮助区分不同类型的认知症。

另外，一些功能影像技术（如 SPECT、PET）会用于一些特殊病例的检查，以提高病因诊断的准确性。

● 生物标志物检测

当常规检查无法明确认知症的类型时，医生会考虑纳入生物标志物的检测。

与阿尔茨海默病相关的生物标志物是目前医学界研究最多的，主要包括分子影像标志物、脑脊液生物标志物和血液生物标志物。它们分别通过 PET 成像、脑脊液以及血液检查，识别患者的脑部是否存在异常的 Aβ 或 tau 蛋白，以帮助确定阿尔茨海默病的生物学诊断。

基因也是生物标志物检测手段之一，一般用于家族性遗传表现十分明显的认知症人士，例如家族性的阿尔茨海默病、额颞叶认知症及亨廷顿病等。一些认知症人士的子女希望参与预测性基因检测[1]，以了解自己是否有遗传风险。这种检测在某些情况下

---

[1] 预测性基因检测指的是在没有认知症症状出现的情况下，为了解自己的遗传倾向而进行的检测。这种检测不以诊断为目的，目前多用于市场化和商业化的检测中。

是必要的，例如为育儿计划做出决策和安排。

APOE 基因测试主要用于临床研究环境，以确定有更高阿尔茨海默病风险的研究参与者。近年来，随着功能医学和生活方式医学的逐渐兴起，阿尔茨海默病的风险基因 APOE4 的检测成为个性化评估和治疗方案的一部分，这是因为 APOE4 基因可能会影响脂肪代谢和突触的功能，并促进神经炎症。针对 APOE4 的特点进行有针对性的饮食、运动及恢复，可能有助于降低 APOE4 的负面影响。不过这一点还需要更多的临床证据。

就医前的准备

在医院，医生能够分配给每位患者的时间都很有限。因此，你在看病之前需要做好充分的准备。

◇ 准备好亲人目前正在服用药物的清单，包括处方药和非处方药，还有营养补充剂、保健品，等等。

编号	药名	病症	用法用量	何时起服用	复诊时间	处方开具者

◇ 整理好亲人的既往病史——她过去和现在都得过哪些疾病，例如心脑血管疾病（冠心病、脑血管病和高血压等）和代谢类的疾病（糖尿病、甲状腺疾病、肝肾功能不全等）。

◇ 家族病史。需要告诉医生在亲人的父母亲和兄弟姐妹里有没有认知症或者精神病的患者。

◇ 如果亲人有酗酒和药物滥用的情况，也务必要告诉医生，因为酗酒和药物滥用也有可能导致一个人出现认知障碍。

◇ 列出亲人出现的疑似认知症的迹象，比如她出过哪些状况，大约从什么时候开始的，多长时间出现一次等。

◇ 准备好要向医生请教的重要问题。

- · 什么原因导致她出现了记忆、思考、行为等问题？

- · 她是不是得了认知症？如果是，可能是哪种类型的认知症？

- · 是否需要药物治疗？会有什么帮助？

- · 多久以后来复诊？她是不是一定要一起来医院？

- · 主治医生有没有互联网医疗平台的业务，可供问诊和咨询？

- · 出现什么情况必须立即就医？

- · 家人要特别注意些什么？

- · 医院有没有其他的支持服务，比如家属微信群或俱乐部？

- · 其他你和亲人想要了解的问题

认知症的药物治疗

目前没有药物可以治愈阿尔茨海默病或其他常见类型的认知症。然而，对于一些人来说，药物可以在一段时期内缓解症状，或者减缓其进展速度。我们在这里为你提供一些关于认知症治疗药物的关键信息，希望能帮你与医生探讨出最有益于认知症亲人的药物治疗方案。

阿尔茨海默病治疗药物

目前常见的阿尔茨海默病治疗药物主要有两类：

1. 胆碱酯酶抑制剂，包括多奈哌齐、卡巴拉汀和加兰他敏。

2. N- 甲基 -D- 天冬氨酸（NMDA）受体拮抗剂，如盐酸美金刚。

胆碱酯酶抑制剂可以帮助一部分阿尔茨海默病患者在一段时间内缓解症状。乙酰胆碱是一种与记忆相关的重要的神经递质。胆碱酯酶会破坏乙酰胆碱，导致阿尔茨海默病患者脑中的乙酰胆碱处于低位水平。而胆碱酯酶抑制剂就是用来抑制胆碱酯酶的破坏作用，提高乙酰胆碱水平，从而增加神经元之间的交流，在一段时间里改善或控制认知损害症状。

临床研究表明，胆碱酯酶抑制剂对轻中度的阿尔茨海默病、路易体认知症以及合并阿尔茨海默病的血管性认知症具有一定的治疗效果。因此，医生也有可能将胆碱酯酶抑制剂用于路易体认知症、血管性认知症及混合性认知症的治疗。此外，美国食品药品监督管理局（FDA）还批准将多奈哌齐用于重度阿尔茨海默病患者的治疗。

药物的效果因人而异。部分患者服药后在记忆、思考、日常生活能力以及情绪和行为方面有所改善，但也有部分患者服药后认知功能依然持续下降。有些患者在服用胆碱酯酶抑制剂后会出现副作用。最常见的副作用包括腹泻、恶心、呕吐、肌肉痉挛、低血压、失眠、疲劳、丧失食欲、跌倒和头晕。但随着服用时间推移，这些副作用通常会慢慢减少。

目前在中国上市并获得美国 FDA 认证的胆碱酯酶抑制剂有两种：多奈哌齐（商品名为"安理申"）和卡巴拉汀（商品名为"艾斯能"，剂型包括胶囊和贴剂）。由于医保政策限制，目前在医院能够开出的可报销药物多为仿制药①。外资原研药②在多数情况下需要自费购买。

盐酸美金刚是一款被美国 FDA 批准用于治疗中重度阿尔茨海默病的药物，属于 NMDA 受体拮抗剂。谷氨酸是另一种帮助神经元之间传递信息的化学信使。阿尔茨海默病可能会产生过多的谷氨酸，导致神经元受损甚至死亡。盐酸美金刚通过阻断过量的谷氨酸来保护神经元，其效果同样因人而异。部分患者服药后，在认知和日常生活功能方面有所改善，也有证据表明盐酸美金刚可以帮助缓解幻觉、攻击性和躁动等症状。少部分患者服用盐酸美金刚后会出现轻微到中度的副作用，例如幻觉、意识模糊、头晕、头疼和疲劳。如果出现上述迹象，请咨询医生。盐酸美金刚不建议用于重度肾病患者，有癫痫、肝病、心脏病或高血压病史的患者也需格外注意。

对于中重度阿尔茨海默病患者来说，盐酸美金刚的单一用药或与胆碱酯酶抑制剂合并用药可以改善他们的神经功能和精神行为症状。

目前在中国上市并获得 FDA 认证的盐酸美金刚为外资品牌"易倍申"。同样，由于医保政策限制，在医院能开出的可报销药物多为仿制药。多数情况下，易倍申也需要自费购买。

---

① 仿制药是复制原研药的主要分子结构，研发成本低，价格低廉，能提高患者对药品的可获得性。

② 原创性的新药，需经过对成千上万种化合物层层筛选和严格的临床试验才得以获准上市，平均需要花费 15 年的研发时间和数亿美元，研发成本很高，因此价格昂贵。

2019年11月，中国国家药品监督管理局有条件批准了国产新药甘露特钠胶囊（GV-971，商品名为"九期一"）的上市申请，用于治疗轻度至中度的阿尔茨海默病。2021年12月，"九期一"进入我国医保目录。据"九期一"的厂商上海绿谷介绍，"九期一"通过重塑肠道菌群平衡，抑制肠道菌群特定代谢产物的异常增多，减少外周及中枢炎症，降低 β 淀粉样蛋白沉积和 tau 蛋白过度磷酸化，从而改善认知功能障碍，但这一机制及效果还需要更加充分的临床证据。

多年来，阿尔茨海默病新药的研发虽然屡屡受挫，但从未停步。2021年6月，美国 FDA 加速批准了靶向 Aβ 的新药 Aduhelm，使其成为自2003年以来首个获批用于阿尔茨海默病的新疗法。2023年1月，一款名为 Lecanemab、同样靶向 Aβ 的新药由于在3期临床试验中显示出积极结果，获得了美国 FDA 的加速批准。就在同年5月，又有一款新药 Donanemab 在3期临床实验中显示出更为积极的效果，能显著减缓早期阿尔茨海默病人士认知和生活功能的下降。由于阿尔茨海默病已被视为一个从临床前期、轻度认知障碍到认知症的连续疾病谱，这些新药都力图在阿尔茨海默病发展到中度认知症之前——也就是森林火灾尚未熊熊燃起之前——来修饰（改变）疾病进程，因此适用于阿尔茨海默病导致的 MCI 和早期认知症人士。

针对病因的药物治疗

医生会为一部分认知症患者采用针对病因的药物治疗。例如，导致血管性认知症的病因可能是高血压，那么通过药物治疗控制血压，可能有助于减缓认知症的发展。

针对精神行为症状的药物治疗

部分认知症人士会出现情绪和行为的显著改变，有的还可能出现一些精神症状，例如幻觉。因此，医生可能会根据患者的情况考虑开出不同的药物。这些药物包括抗抑郁药物、心境稳定剂、安眠药或抗精神病药物。

认知症人士大部分的情绪和行为改变可以通过妥善的照顾和支持来预防或缓解，在本书第六章，我们将和你分享怎样为认知症人士提供行为照护和支持。如果照护伙伴无法应对比较严重的情况，请及时到老年精神科进行评估、诊断和治疗。

需要注意的是，有些药物可能有严重的副作用，并不适用于所有类型的认知症。医生和专业人员通常会建议，除非患者的精神行为症状非常严重，否则应先尝试非药物的治疗和支持方法。

与医生讨论药物治疗方案

当患者开始服用一种新药物的时候，医生与患者及家属应当沟通可能的副作用，以及与其他同服药物的交叉作用。这也是为什么你和亲人就医之前要准备好一份目前正在服用药物的清单。我们在这里也为你准备了一些问题，在医生开具药物治疗方案时，你和亲人可以选择自己关心的问题向医生请教。

◇ 服用这种药物的好处是什么？会有什么效果？

◇ 药物服用多久会出现效果？

◇ 每一种药服用多少剂量？在什么时间服用？

◇ 如果出现漏服，需要采取什么措施？

◇ 如果不小心吃多了药，需要采取什么措施？

◇ 服药后可能出现的副作用是什么？如果出现副作用，该怎么办？

◇ 如果停药，会出现什么情况？

◇ 会和其他药物发生交叉作用吗？

◇ 服用多长时间以后，需要重新评估药物的疗效？

◇ 需要一直吃药吗？

安全用药非常重要！

· 认知症的治疗药物必须由医生开具处方。

· 必须了解亲人当前服用的每一种药物。请仔细阅读说明书。

· 务必遵照医嘱协助亲人服药。

· 协助服药前，准确核对药名和剂量。

· 注意观察效果和副作用。

· 加药、减药或停药必须在医生的指导下进行。

认知症的非药物治疗和支持

虽然科学家几十年来一直持续研究新药、疫苗或其他医疗干预手段，但大多数导致认知症的病因都无法避免。即便如此，我们依然可以做很多事情来帮助认知症人士更好地生活。目前，一些发达国家（如英国和澳大利亚）已经将非药物的治疗和支持作为优先推荐的方式。我们在这里介绍一些非药物的治疗和支持方法，希望能给认知症人士、家庭成员以及医疗养老业界的同行带来启发。

诊断后支持服务

每年 9 月（世界阿尔茨海默月），国际阿尔茨海默病协会（Alzheimer's Disease International，ADI）都会推出当年最受关注的年度主题。ADI 在 2022 年推出的主题就是"诊断后支持——我们可以做得更多"，并于 9 月 21 日（世界阿尔茨海默日）发布了题为"诊断后的生活——引导治疗、照护与支持"（Life after diagnosis: Navigating treatment, care and support）的《2022 年世界阿尔茨海默报告》。ADI 的执行总裁保拉·巴巴里诺（Paola Barbarino）在前言中深刻指出："如果没有诊断后支持，我们就不应该鼓励人们前去诊断。"诊断后的支持服务受到业界前所未有的高度关注。

有明确的证据表明，高品质的诊断后支持可以让认知症人士及他们的家庭成员获得必要的信息、培训、工具、资源和计划，更好地与认知症共生。

诊断后的支持服务通常包括：

◇ 为认知症人士和家庭成员提供咨询，帮助认知症人士和家庭成员加强对认知症的理解，更好地接受诊断结果，并有机会探讨他们的感受和需求。

◇ 为认知症人士和家庭成员提供信息和建议，以有效应对认知症。例如未来的生活如何安排，如何提前做好计划，从哪里得到帮助，以及如何保持身体和精神上的良好状态。

◇ 帮助认知症人士及其家庭对接社会照护与支持资源，包括老年服务评估、社区长者日间活动中心、家庭照护伙伴支持小组、长护险服务机构、居家照护服务、家庭环境改造服务、公证机构、法律服务机构等。

◇ 建立家庭支持社群，提供心理情感支持。

◇ 和认知症人士、家庭照护伙伴共同制订个性化的照护计划。

各个国家和地区的诊断后支持服务通常由政府提供资金支持，由认知症患者组织（例如认知症协会）或专业服务机构负责执行，服务周期从几个月到一年不等。中国虽然目前没有正式的标准化诊断后支持服务，但在一些城市中，医生、护士及认知症方向的社会组织早已开始向认知症家庭提供帮助，呈现出诊断后支持服务的雏形。例如，上海从 2019 年起推出的"老年认知障碍友好社区"项目，通过设立在街道综合为老服务中心里的认知障碍支持中心，为认知症家庭提供小组活动、一对一咨询，并定期组织家庭照护伙伴联谊。认知症好朋友中国工作团队也在 2021 年推出了"幸福彩虹认知症家庭支持计划"，基于在线虚拟社区，为认知症家庭提供信息、培训和咨询，帮助他们了解疾病，接受认知症的诊断，为长期的认知症之旅打好基础。在线虚拟社区也成为家庭照护伙伴学习及分享方法和技能、获得心理和情感上的认可与支持的地方。

认知刺激疗法

认知刺激疗法（Cognitive Stimulation Therapy，简称 CST）是一种帮助轻度至中度认知症人士保持思维活跃的干预方法，包括至少连续七周、每周两次的结构化主题活动。认知刺激疗法源于英国，至今已有超过 20 年的历史。目前，CST 已在英国得到最为广泛的使用，并已推广到全球三十多个国家和地区。我国的香港地区有很多安老院舍也经常运用 CST 与入住长辈开展活动。

认知刺激疗法由接受过培训的治疗师、活动专员、社工或专业志愿者来提供，可以在社区或养老机构开展小组活动，也可以上门进行一对一的居家服务。不过从实践对照研究看，小组活动的效果要优于个别活动，因为社交对认知功能也是有益的刺激。

在小组认知刺激疗法中，每一次的认知刺激疗法课程都遵循一个大致的主题，每次课程都以相同的热身活动开场，例如欢迎每一位组员、抛球游戏和选唱小组"主题曲"等，便于培养小组成员的熟悉感。结构化的 14 个主题包括体育游戏、声音、童年往事、食物、时事、人面和景物、单词联想、创意（如手工、园艺等）、物品分类、地点定向、金钱使用、数字游戏、文字游戏和小组比赛。这些课程虽然内容不同，但都具有融入生活、怀旧回忆和鼓励社交的特点。另外，在环境中还会摆放包含日期和小组信息的现实导向板，作为记忆提醒工具。

从认知康复到复能计划

认知康复（Cognitive Rehabilitation）是以在脑损伤后恢复认知功能为目标的一组治疗，通常由康复治疗师进行，常用于改善和恢复创伤性脑损伤和中风患者的认知功能。后来，认知康复也用来帮助认知症人士维持认知及生活技能。

复能计划（Reablement Project）是在澳大利亚近年推出的新项目。澳大利亚的专业工作者意识到，传统意义上的康复是为了帮助人们从事故或疾病（如跌倒、髋部骨折，或中风）引起的严重损伤中恢复。这些患者需要的是相对密集的康复治疗，而且通常要在专业医疗和护理场景里实现，这与认知症人士所需的融于日常生活的训练有所不同。复能计划就在这样的背景下应运而生，通过支持认知症人士的独立以及维持或改善其功能，让认知症人士继续做他们喜欢的事情，更好地应对认知症带来的挑战，最终提高其生活质量。

复能计划专门为认知症人士而设计，从三个关键维度进行支持——日常生活活动、移动性和身体功能、认知和沟通。每个复能计划都在设定的时间长度内进行规划和实施，例如为期八周、每周两次的频率。这是为了确保复能计划有足够长的实现效果的时间，同时价格是可承受的。

复能计划由卫生专业人员（通常是康复治疗师）负责个性化评估和方案设计，在居家、社区和养老机构等不同的照护环境内，以一对一或小组活动的方式进行。复能计划的许多项目都包括令人愉悦的活动，例如听音乐和歌唱。

同时，复能计划高度重视认知症人士的个人意愿和选择。参与复能计划的认知症人士会在专业人员和家庭照护伙伴的支持下设定目标——从参与某个日常活动、保持身体移动能力，到尽可能做他们喜欢和重视的事情。复能计划还把家庭或机构照护伙伴纳入进来，因为认知症人士需要在复能训练的间歇时间里重复练习，让复能计划充分发挥最大效能，这就需要照护伙伴的支持。在第三章，你将看到认知症人士自发地将复能计划付诸实践的真实故事。

澳大利亚的一位认知症人士克里斯汀·布莱登（Christine Bryden）曾指出，认知症照护如果缺少认知症人士的参与，那就什么都不是。无论是专业工作者还是家庭照护伙伴在为认知症人士提供支持的时候，要考虑他们过往的生活经验、兴趣爱好、现存的技能以及需求，要尊重他们的意愿、选择和感受，鼓励他们的主动参与，而不是将他们置于不得不被动接受的境地。

最重要的是要看到认知症背后的那个人，那个独特个体的存在。在了解每一位认知症人士的优势、兴趣、技能、生活经历、个性、情感及需求的基础上，我们就能开发出很多方法，从身体、心理、灵性及社交等多个维度，支持他们继续好好生活。

2

成为照护伙伴

- 接受诊断结果

- 全家总动员

- 建立全新的沟通模式

- 共同决策未来

- 选择适合的照护方式

- 照顾好你自己

- 未雨绸缪

走近对方，发自内心地感同身受。

史蒂文·R. 萨瓦特（Steven R. Sabat）｜心理学家

你之前听说过"照护伙伴"这个词吗？你有没有好奇我们为什么会使用"照护伙伴"这个词，而不是大多数人习惯的"照料者"或"照护者"？

其实，我们第一次看到"照护伙伴（Care partner）"这个词的时候，也和你一样好奇。早在 2011 年，洪立和北京大学第六医院的王华丽教授合编第一本书《聪明的照护者——痴呆家庭照护教练书》时，书名还在中规中矩地使用"照护者"一词。大约从 2015 年起，我们在阅读或观看国外认知症专家的书籍或视频课程时发现 Care partner（照护伙伴）这个词开始高频出现，基本取代了 Caregiver（照料者或照护者）这个称呼。随着我们与认知症家庭和养老机构照护团队一起工作的经验逐渐增长，我们愈发觉得"照护伙伴"是认知症照护观念转变的关键词。虽然这两个词看上去仅有细微差别，但是却对我们照护与支持认知症人士的方法产生了巨大影响。

"照护者"和"照护伙伴"之间的关键区别在于，把照护看作单向的还是双向的。照护者是为那些无法照顾自己的人提供照护的人。这个词暗示了两个人之间的单向关系——一个给予，另一个接受。这意味着接受照顾的人扮演了被动的角色，由照护者接管一切。然而，照护往往是双向的，"照护伙伴"这个词更加充分、准确地体现了积极的照护关系。伙伴关系的特点是彼此尊重、相互信任、互相合作，共同承担责任，双方都有给予和接受的机会。"照护伙伴"这个词意味着你和亲人有着共同的目标和承诺，愿意在一起合作，在照护和支持中平等地发挥作用。

认知症并不会夺走一个人的全部能力。认知症人士的记忆或思考功能可能有缺损，但是他们能够非常准确地感受到其他人是如何对待他们的，并且会以自己的方式做出反应。如果我们仅仅是"照护者"，就可能更多关注衰老或疾病所带来的缺损，过多地为亲人做事，而不是协助他们发挥最大潜力。当一个人的现存能力被忽视或不被使用时，他就会产生依赖，个人的自主、自尊和自信就会受到威胁。过度失能体验就是这样造成的。

如果我们与认知症亲人建立起伙伴式的照护关系，就意味着他们将参与进来，和我们一起工作，而不是仅仅以一个病人的身份被动接受。"照护伙伴"这个词并不是要贬低家庭成员或专业人员的作用和价值。相反，它折射出这一角色的光芒——充分尊重每一位认知症人士，每一天都能和他们建立有意义的关系，帮助他们尽最大可能地保留和使用自己所有的能力，维护其自信和尊严，在认知症旅程中彼此关怀，共同成长。

接受诊断结果

认知症的确诊会给认知症人士及其家庭带来深远的影响。当医生披露诊断结果时，无论之前是否有心理准备，认知症人士和其家庭成员在那一刻都有可能感到震惊、害怕、难以接受。社会上存在的病耻、偏见和歧视，人们对于认知症消极刻板的观念（比如"认知症是绝症，人类对它无能为力"），媒体一直传播的认知症"患者"记忆丧失、失去语言功能、坐轮椅的样子……这些都让认知症的确诊变得愈加困难。同时，家庭成员因为不希望让认知症亲人过度担忧而采取的"为了亲人好，我不能告诉他这件事"的做法，也可能为未来的照护旅程埋下隐患。

请记住，认知症亲人有权选择是否需要知道诊断结果，这对早期的认知症人士来说尤为重要。你和认知症亲人都需要了解认知症的影响，共同为未来的生活做出决策和计划。你们关于认知症的沟通开始得越早越好，因为随着时间的推移，认知症的进展会逐渐让沟通变得困难。

接受诊断结果需要过程，也需要时间。因为对认知症不了解，或者之前得到的都是过于片面的信息，认知症人士和其家庭成员会担心和恐惧是非常自然的情感反应。因此，在这个阶段获得关于认知症的全面而可靠的信息是非常重要的。同时，专业人员的建议、咨询和支持都能帮助家庭更快地度过这个艰难时刻，调整心态，迎接未来。

在接受诊断结果时，我们需要看到积极的一面，看到继续好好生活的可能性。虽然认知症会影响到患者的一个或多个认知领域，但这并不意味着你的亲人会丧失所有的功能。虽然在某些方面存在缺损，他同时也拥有一些不可忽视的能力，甚至优势。在过去二十多年里，全球认知症照护的实践和研究不断发展，有很多方法可以帮助认知症人士尽可能地维持功能，参与各种活动，享受生活的乐趣，并对家庭和社区有所贡献，继续好好生活。

没有必要把认知症看成是"漫长的告别"，因为这会给认知症人士及其家人都带来一种非常无助的感受。相反，认知症的确诊可能意味着开启一段新的生活——有机会建立全新的关系，看到彼此最好的一面，为彼此做到最好；有机会把这段经历变成个人成长的一部分；有机会保留温暖和充满爱意的回忆。

帮助亲人理解诊断结果

如果你的亲人希望了解自己到底得了什么病而影响到记忆和思考，你就要尊重他的意愿，帮助他理解诊断结果。要知道，作为当事人，他不仅需要更多的时间来处理各种信息，而且需要缓解某些非常强烈的感受，比如茫然无助、困惑焦虑、害怕、沮丧或愤怒。

你可以与专业人士协作（例如医生、护士或社工），一起聆听他的感受，准备简单易懂的阅读资料，提供他希望了解的信息，解答他的问题和疑虑。这些都有助于他更好地理解诊断结果，并且让他能够建立信心，迎接未来的生活。

	与亲人沟通诊断结果的检查清单		
1	他是否愿意了解诊断结果？	□是	□否
2	他是否理解和接受诊断结果？	□是	□否
3	他是否理解认知症的影响和进程？	□是	□否
4	他是否理解并接受治疗方案？	□是	□否
5	他有什么问题和疑虑？请记录下来： (1) (2) (3) (4) (5)		
6	他是否愿意阅读关于认知症的书面资料？	□是	□否
7	他是否愿意收听或收看关于认知症的知识？	□是	□否

应对亲人的否认

有些认知症人士可能难以接受诊断结果。他们可能会说自己的记忆问题只是因为自己变老了，可能会通过转移话题来避免谈论这件事，或者一提到这件事就产生抵触情绪。

否认有不同的原因。对许多人来说，否认是对诊断结果的无意识反应，回避是为了保护自己不被诊断结果压垮。因此，否认是一种很普遍且很正常的反应。如果你的亲人一时无法接受诊断结果，你就需要付出更多的时间和耐心，让事情顺其自然地发展。随着时间推移，认知症人士可能会开始接受自己的脑子真的出状况了，尤其是在他们病情有进展的时候。他们可能会敞开心扉，和他们所信任的人谈论这个问题。最终，他们可能会接受他们有认知症的事实。

然而，认知症也有可能使一些人失去洞察力。他们没有能力意识到自己的疾病以及因此而发生的改变，无法理解和接受诊断结果。他们不认为自己有问题，因此也不愿意接受其他人提供的帮助，他们的想法也不一定能随着时间而改变。

在这种情况下，家庭照护伙伴以及其他支持者都要学习一种新的方式来与认知症亲人沟通，停止解释、纠正或讲道理，避免导致冲突和沮丧。重要的是在一旁观察他的现有能力，理解他的想法，鼓励他去做能做的事情，在他有需要的时候（包括在他"闯祸"的时候）给予支持，让他感受到你是值得信任的，是他的后盾。这样会让以后的相处变得容易很多。

全家总动员

我们都有自己的亲人和朋友。他们与我们共度人生风雨，分享欢乐和眼泪。因此当认知症入侵我们的家园时，我们也不能独自作战。这是吹响家庭集结号的时刻。一家人可以开诚布公地进行讨论，让每个人都有机会谈一谈自己对认知症的理解，表达内心真实的感受，哪怕是恐惧、害怕都没有关系。坦诚和开放的交流将帮助大家团结起来，一起面对疾病的挑战，妥善安排未来。

家人可以在一起选择最适合自己家庭的照护方式，合理分配各个家庭成员的照护责任；积极寻找外部资源，包括医疗、照护和支持资源；尽早对重大事宜进行讨论并妥善安排，例如财务、生前预嘱、遗嘱等；一起学习认知症的疾病知识和照护方法，对居家环境进行适当调整，等等。

如果认知症亲人居家生活，意味着家庭主要的照护伙伴是最辛苦的，他们将承受来自身体、精神和经济上的多重压力。因此，亲朋好友要尽可能地参与照顾和支持，常常联络和探望，多多肯定家庭主要照护伙伴的付出，让他们有机会好好休息一下，喘口气、缓一缓，做一点自己喜欢的事情。

> 我姐姐一直在父母身边照顾他们。我在外地没办法直接帮到她，但我每个月会寄一些钱给姐姐补贴家用，尽一份心意。
>
> 　　　　　　　　　　　　　　　　　　　　　　　　一位认知症长者的儿子

家人和朋友要牢记的是，有认知症的亲人已经尽力去理解周围的世界，来应对自己的迷惑和各种艰难了。不要把因为认知衰退造成的混乱和错误放在心上，设身处地为他着想，这将有助于理解和接受他的现状。有认知症的人常会感觉自己很糊涂，进而出现痛苦甚至愤怒的情绪。这些都是认知症所引起的正常感受。如果他看起来难以理喻，要记住他并非故意，他在这种时候需要的是理解和支持。

和认知症亲人愉快相处的秘诀在于，和他一起做对他来说有兴趣、有意义的事情。虽然他的技能和以前相比可能有所下降，也可能无法完全独立地去完成某一件事，但这并不意味着他对这些事没有兴趣。只要他能参与其中，就意味着他能出一份力，那么这件事就是有价值的。

探望认知症亲人的技巧

如果你和认知症亲人不住在一起，那么你需要掌握一些与认知症人士相处的小技巧，让你的每一次探望都给你们彼此带来安心和愉快。

◇ 每次都要亲切地打招呼和自我介绍。永远不要问："您还记得我是谁吗？"

◇ 保持轻松、自然、愉悦的态度。如果你紧张，认知症亲人也会捕捉到这份紧张的情绪，并被这种情绪感染。

◇ 有时候需要由你来发起对话或活动，因为认知症亲人有可能已经失去这种能力。

◇ 带上他喜欢的东西一起分享。

◇ 选择熟悉而安静的地方活动，一次只介绍一样东西。

◇ 和他做任何事情的时候都不要着急，多一点耐心，多给他一点时间。

◇ 保持灵活。如果事情没有按照原计划发展，没关系，顺其自然就好。

◇ 安静的相处能有效降低压力水平。"话痨"很容易让认知症亲人感到困惑烦躁，尤其是当他的语言功能已经受损时。

◇ 如有可能，多多探望，哪怕每次只有很短的时间。虽然他可能不记得你曾来过，但是你带给他的温暖感受，他会记得很久。

建立全新的沟通模式

人与人之间需要沟通来传递信息、思想、情感和愿望。但是，认知症人士往往会有不同程度的沟通困难，随着疾病的发展，他们准确使用语言和清晰表达的能力会逐渐衰退。无法理解和无法被理解都是令人沮丧的，容易引发抑郁、急躁、愤怒以及其他负面情绪。作为照护伙伴，你需要解读认知症亲人支离破碎的话语和非语言表达中所表露的线索，用一种全新的沟通方式来传递你的尊重、善意、温暖和关心，共度有意义的时光。

非语言沟通很重要

阿尔伯特·梅拉宾教授（Dr. Albert Mehrabian）是人类沟通研究领域的先驱。他提出，只有约 7% 的交流会通过语言进行，38% 通过语言表达时的声音、声调及语气，55% 通过身体语言（包括面部表情、眼神交流和肢体动作）来传递。

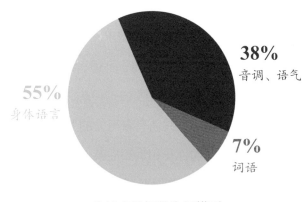

梅拉宾教授的沟通模型

也就是说，高达 93% 的人类交流并不依赖口头语言，非语言沟通技巧比语言技巧更有效。

虽然认知症人士使用和解释词语的能力可能会下降，但他们仍然知道如何进行非语言交流，而且对周围人的非语言表达（比如音调、语气、身体姿势、面部表情等）保持敏感。这是认知症人士在沟通方面依然保留的强大技能。

> 妈妈不肯洗澡，我急得掉下眼泪。结果妈妈问我：你的眼睛是不是进沙子了，我来帮你吹一吹吧。
>
> 一位认知症人士的女儿

正因为如此，你的非语言行为变得比以往任何时候都重要。你基本上是她的一面镜子。如果你看起来有压力、紧张或沮丧，那么她也可能会感受到有压力、紧张或沮丧。这同时也意味着，如果你看起来快乐、安静、平和，她也可能会感到快乐、安静、平和。通常，非语言行为是区分一般的照护者和优秀的照护伙伴的关键。

以共情之心聆听

认知症亲人依然有表达的需求。他们需要表达自己的想法和意见、选择和好恶；需要表达身体需求，比如疼痛、不适、疾病、饥渴，或想上厕所；还需要传递情感，比如喜爱、关心、沮丧或愤怒。

在认知症照护中，共情有着巨大的力量。它能够滋养健康的照护关系，建立信任和安全感。这意味着你在和认知症亲人交流的时候愿意尝试进入她的世界，从她的视角去体会她所看到、听到以及感受到的，愿意理解她的情绪和想法并予以支持。

> 妈妈晚上睡觉时说房间里有人。刚开始我以为她出现了幻觉，后来去她的卧室仔细观察，发现是门口的衣架和上面挂着的衣服让妈妈有了可怕的错觉。
>
> ——一位认知症长者的女儿

真正的沟通从倾听开始。认可方法的创建者内奥米·费尔（Naomi Feil）认为，共情的倾听能与认知症长者建立信任，减少他们的焦虑，并重新找回尊严。把"听"的繁体字拆解开就是耳到、眼到、心到。这意味着我们在和他人交流的时候要建立

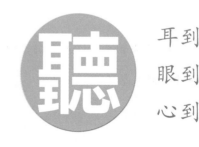

眼神的接触，要调动听知觉和高度的注意力，同时要排除杂念去用心聆听对方的表达。当你认真倾听亲人说话时，在她眼里就好像你在说："您对我来说很重要，我从心里在乎您。"

这里是一些倾听的技巧，你可以在与亲人沟通的过程中灵活运用：

如果她表现出想和你说话的愿望，那请先停下你手里的事情，把注意力集中在她的身上。当我们对自己真正在乎的人说话时，我们倾向于身体前倾、姿态柔和，而不是交叉双臂、保持距离。你可以坐在她的身旁，身体前倾，让你们的视线在同一水平线上，保持亲切的眼神接触。

给她充分的时间表达自己的想法。仔细聆听她的关键词，同时观察她的身体语言，包括面部表情、手势、姿势和触摸，这些可能会帮助你更好地理解她的意思。你可以复述她言语中的关键词，表示你在仔细聆听；也可以使用这样的句型来验证："您说的是（复述亲人的关键词或信息），是这样吗？"或者，"您说的是（简单解读亲人的关键词或信息），我理解得对吗？"

如果你的亲人愿意聊聊往事，请耐心聆听，这有助于她维持语言功能。其实我们每个人都有自己喜欢讲的故事或笑话，认知症亲人也一样，只是有时候他们会忍不住重复，也不记得自己其实已经讲过很多遍了。我们要接受这种状况。如果亲人又开始重复讲某个故事或笑话，你还是可以认真地听，就好像从未听过一样。对她讲的故事或笑话表达感动或喜悦，是你给予亲人的宝贵礼物。

如果她描述不出来某样东西，你可以请她指给你看。如果她用错了词，尝试猜一猜她想要表达的内容，但不要抢话。一旦明白她的意思，用口头赞许和微笑点头等身体语言来表达感谢和鼓励。

让沟通在情感层面建立连接

认知症亲人是活在当下的——他们可能不记得几小时或几分钟前发生的事情，也不知道未来会发生什么，因此他们当下的感受是最需要关注的事情。我们要和他们当下的感受建立连接。

在交流前先考虑她是否有听力或视力方面的问题，需要时先佩戴好眼镜或助听器。降低环境噪音，关掉电视机、收音机或者音响，这样可以帮助她集中注意力。

和亲人互动时要保持尊重、耐心、开朗的态度，这会给她带来安心的感受。你可以和她保持友爱关心的眼神接触，采用温和愉悦的语气，放慢语速，说话的音量能让她清晰听到就好。你说的内容要简单明了，一次只说一条信息，并且留给她充足的时间来理解并回应。

如果你想开启一个话题，那就从周围能看到、听到、尝到、闻到或触摸到的东西开始。认知症亲人的记忆和理性思考能力会下降，但是他们能够通过直觉思维过程来享受感官信息。回想一下，你的亲人喜欢看大自然的风景，还是电影或球赛？她喜欢听古典钢琴还是少数民族音乐？她喜欢香橙还是百合的味道？然后你就可以从身边触手可及的事物来启动交流——"妈妈您看，您养的绿萝越长越好啦！""老爸，这个最大的橘子给您吃！"

在你要协助她做什么事情之前，先告诉她要一起做什么，并且提供简单的选择，例如："您想喝茶，还是喝咖啡？""今天您想穿这件蓝色的毛衣，还是这件灰色的？"让她感受到你很重视她的意见。如果你希望她参与家务或者活动，可以用邀请的方式："您能帮我一个忙吗？"如果她帮你完成了什么事，例如帮你摘了菜或者饭后洗了碗，你都要真诚地表示感谢。

认知症会威胁到一个人的自尊和身份认同。功能缺损越多，对他人的依赖也越多，这会让认知症人士觉得自己毫无价值，担心成为家人的负担。我们要做的是欣赏他们的独特品质，多多给予真挚的赞美和鼓励，让他们有机会发挥自己的现有功能，帮助他们重拾失去的自尊，激发他们的生活信心。如果他们在生活中搞砸了什么事，不要直接指出错误或对其进行埋怨，可以尝试这样引导："让我们试试这样做，好吗？"

你可以通过观察亲人的非语言表达来获取她对互动的反馈，并且以她的感受和反应作为你行动的指南，让你们之间的互动得以顺利进行。假如她给你的是一个茫然的眼神，表明她没有理解你的话；如果她表现出沮丧或着急，你要先认可她的感受，给予安慰，然后带她去做点其他有意思的事；如果她在交谈时分心了，你可以轻轻拍拍她的手臂或后背，让她把注意力重新集中到你这里来；如果她今天不愿意洗澡，而且你也看出来她已经很疲倦了，那么你可以只帮她做简单的清洁，让她早点休息。

由于记忆和思维可能出现混乱，认知症亲人有时候描述或认定的事情是不真实或不存在的。这时候我们就要设法体会她想表达的感受，并对这种感受表示理解、体谅和尊重。例如，一位母亲整个下午都在着急地说要买车票回老家去照顾自己的老伴儿，而事实上老伴儿在几年前已经过世，老家也没有其他亲人了。女儿可以尝试这样说："妈妈，我也很想念爸爸。您愿意给我讲讲他的故事吗？"

避开沟通的陷阱

当照护伙伴尝试与认知症亲人沟通时，要避免落入以下陷阱：

● 不要问那些考验他们短期记忆的问题

短期记忆指的是对最近发生的事实的记忆。比如，昨天晚饭吃了什么，今早有没有服药，儿子一家上周日有没有来探望。而很多有记忆缺损的人往往记不得这些具体的事，这类问题会让他们陷入困境。我们在养老机构遇到过这样的例子：家属前来探望长辈，问："您早晨吃什么啦？"长辈想了一阵子，认真地回答："我这几天都没吃东西。"事实上，长辈每天都按时吃饭，一餐未落，但是这个问题（早晨到底吃了什么？）难倒了他，因此他尽力给出一个他认为合理的答案。

● 不要说"不""不要"或"不能"

与认知症人士打交道时，一个最大的错误就是消极地告诉他们，他们不能做什么。像"不""不要"或"不能"这样的词会让他们立即产生负面情绪。

举例来说，你的母亲有认知症，她已经退休 20 年了，但是每天早晨醒来后还是想去上班。如果你说："老妈，您早就不工作了，您记得吗？您 20 年前就不工作了！"你的母亲要么不相信你，继续做她要上班的准备；要么感到焦虑，因为自己不记得不再工作了；要么就是感到悲伤，因为她做了几十年的有意义的事情已经不再发生了。你可以尝试说："老妈，今天是休息日呢，我们出去散散步吧！"

再举个例子，你的爱人有阿尔茨海默病，你们正要外出时，他说他想开车。如果这时候你对他说："你不能再开车了，医生说 AD 患者开车不安全。"这就会导致你们陷入争吵、怨恨和沮丧。你可以尝试说："老公，我今天好想开车，你在旁边陪我开车好吗？"

● 不要居高临下地和他们说话

无论是家人还是服务机构的工作人员，永远不要像对婴儿或孩童那样对认知症人士说话。这不仅对神经系统不起作用，而且对拥有几十年生活经验的人来说是一种侮辱。认知症人士虽有语言障碍，但并不意味着儿童化的语言对他们会有帮助。电影《困在时间里的父亲》[1]中扮演父亲的安东尼·霍普金斯说出了认知症人士的心声：

---

[1] 由佛罗莱恩·泽勒执导，安东尼·霍普金斯、奥利维娅·科尔曼主演的剧情电影，以近乎第一视角的主观视域讲述了有阿尔茨海默病的父亲安东尼眼中困惑、错乱、孤独的世界。

"你这么对我说话，当我是傻子吗？"

● 不要问"您还记得……吗？"

"您还记得我是谁吗？""我叫什么名字？""您还记得（什么时候发生了什么事情）吗？"这类问题常常会引发认知症亲人对失败的恐惧，因为记忆或语言功能的缺损往往让他们难以回答这样的问题。

我们可能都记得上学的时候被老师点名回答问题却答不出来的尴尬情形。对于很多认知症人士来说，每天就像生活在一个巨大的教室里，面对各种问题却找不到正确答案，时常被人取笑。照护伙伴要确保亲人免受这种挫败感的折磨。

● 不要试图纠错

认知症亲人在用词方面可能会出错。不要挑剔他们表达的准确性，因为他们已经尽力而为。

如果她在喝咖啡的时候明明想要"糖"却说成了"盐"，你把糖递过去就好，无须纠正。你还可以在瓶子上贴上"糖"的标签，这样她就能很容易地识别。如果你是她的女儿，她却叫你"妈妈"，你要理解她可能无法从脑海中的词库里提取"女儿"这个词。不过你可以很欣慰，因为"妈妈"这个称呼代表着亲近、关心和爱护，她是在用她的方式告诉你，她和你在一起的时候觉得安全、温暖又有爱。快去抱抱她吧！

● 不要把他们的"编造"当成是故意撒谎

有时候认知症亲人说的事情可能与事实相差甚远，听起来就像是撒谎。比如，明明已经吃了饭，却说没有吃；明明你隔三差五就去探望她，她却骂你没良心，好久也不去看她。

其实，认知症亲人有时会用一个假想的解释来弥补他们的记忆缺失，或者表达某种未被满足的需求，这种"编造"并不是故意要撒谎。坦率说，撒谎是一件需要精心设计和表达的复杂任务，认知症亲人并不一定还具备这种能力。如果认为亲人故意撒谎、试图伤害他人感情，沟通就会出现问题，关系就会恶化。

要记住，认知症亲人已经无法准确回忆和描述已经发生过的事情，甚至也没意识到他们说的话可能伤了人。与其为此闷闷不乐或沮丧，不如利用这段时间做些愉快的事情。

● 不要对认知症亲人随意撒谎

有时候认知症亲人会问一些让人难以回答的问题，例如逝去的亲人或宠物在哪里。如果直接把事实告诉她（比如"老爸已经去世十年了"或者"皮皮（狗）早就不在了"）可能会有些残酷，让她难以承受。有些照护伙伴会选择给一个善意的谎言，例如"老爸住院了"或者"皮皮去邻居家玩儿了"，但这也不见得是个好办法。

内奥米·费尔认为，有认知症的高龄长者可以活在几个意识层面，这些不同的意识层面往往同时并存。内奥米不向长者撒谎，也不使用所谓治疗性的谎言，因为她知道在某个意识层面，长者其实知道真相。

照护伙伴采用善意谎言的原因可能有两个：其一，他们认为亲人的记忆已经很差，不记得过去发生的事（亲人去世），也不记得几分钟前发生的事（自己告诉她的谎言），因此可以先用善意的谎言把这个难题应付过去再说；其二，他们不希望亲人陷入痛苦，希望用善意的谎言让亲人感觉好一点。

不过，我们需要知道的是，认知症亲人的记忆有不同的类型（第四章会有更多关于"记忆"的内容），那些曾给他们带来强烈情感冲击的事情会保留在他们的长时记忆里，甚至已经刻入他们的潜意识。或许他们记不住这些事情发生的具体时间和地点，但是这件事所带来的情感反应是一直存在的。善意的谎言或许能让他们暂时安静下来，但是不久后他们就可能会一次次重提，因为谎言并没有响应这件事对他们的情感意义，他们的心结尚未得到释怀。

另外，认知症人士的记忆有很大的可变性。如果他们认为某件事对他们来说非常重要，他们就会想方设法地记住。我们有一次去探访养老院时就遇到这样一件事：一位照护主管报告说有位奶奶昨晚一直在楼道里走来走去，主管就和奶奶说："您先回房间，我晚点来看您。"但主管因为一直在忙，想着这位有认知症的奶奶可能记不住那个小约定，最后就没有去奶奶的房间。结果，第二天一早奶奶就来到护理站抱怨："你为什么说话不算数？！"

因此，当你遇到认知症亲人的提问或者讲述的事情让你感觉难以应付时，请先做一下深呼吸，让自己冷静下来，然后思考亲人关注的这件事背后的情感意义。在与亲人沟通的时候，我们不仅仅要看到"事"，更要看到"情"。由于亲人对"事"的记忆有误，我们就更需要响应"情"，在情感层面与她建立连接。

共同决策未来

认知症是一个长期的旅程。一旦你的亲人被确诊为认知症，你们就需要面对现实，共同讨论，为未来的生活提前做好计划和安排。

鼓励认知症亲人继续做他们还能做的事情是很重要的，其中就包括为他们提供做决策的机会。当一个人对自己的生活还能够做决定、拥有自主权时，他会觉得更加独立、更有尊严。认知症亲人同样如此，无论在哪个阶段被诊断出认知症，他们都有权参与影响他们生活和健康的所有决定，充分表达自己的意愿和选择，并得到尊重和支持。

通常来说，以下重要事宜是需要认知症亲人来参与决策的：

1	如果我不再有能力安排我的生活，我希望选择哪种生活方式？是居家生活，还是去养老机构生活？我希望让谁来负责？
2	如果我不再有能力管理我的财务，我希望如何管理和处置财产？我希望让谁来负责？
3	如果我不再有能力管理我的健康，我希望由谁来负责执行我的医疗和护理决策？
4	当我到了生命末期，我是否希望医生使用生命支持治疗（例如心肺复苏术、呼吸机、喂食管及抗生素）？
5	一旦我过世了，我希望把财产留给谁？
6	其他重要事宜。

　　但是，随着认知症的发展，认知症亲人做决定会逐渐变得困难。由于记忆缺损，他有时会忘记做决定所需的信息，或者以前所做过的决定；语言理解和表达困难会导致他无法确切描述自己的想法、表达真实的意愿；由于思考能力下降，他可能难以做出一个复杂的决定，或者理解所做决定的后果。有时候家人为了避免麻烦，会越过认知症亲人直接为他做决策，但是这样可能会导致双方在生活中发生冲突，有时还会引发更为严重的后果。

> 　　我说什么都没人听，我生活的方方面面都被别人管着。如果事情继续这样下去，我活着的意义又是什么呢？
>
> ——一位认知症人士

辅助认知症亲人决策的方法

每个人的理解和决策能力各不相同，这些能力会随着时间的推移而变化。如果一个人能够理解相关信息并以某种方式表达自己的选择，他就有权对自己的生活做出决定。

认知症人士的决策能力同样因人而异。当亲人还具备民事行为能力的时候，家庭照护伙伴可以和专业人士合作，辅助亲人就一些重大事宜做出决定。对决策事宜的讨论要基于亲人的意愿，如果他还没有准备好或者不愿意讨论，不要勉强进行。

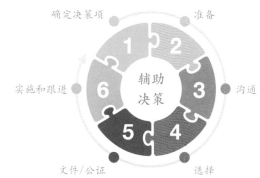

辅助决策流程

在与亲人正式讨论前，你需要先做好一些准备工作。首先要根据亲人的意愿，确定亲人当下需要完成哪项决策。之后就要着手搜集整理决策所需的信息，下载打印重要文本及信息资料，必要时向专业人士请教。

以订立生前预嘱为例。一位刚刚确诊为早期认知症的亲人希望了解病程会怎样发展，并且表达了自己到生命终末期"我想好好走，不想像邻居老王那样在 ICU 插满管子、痛苦离世"的愿望。这时候你就可以向亲人建议，生前预嘱可能会对他的意愿有所帮助，你们可以一起来了解生前预嘱的内容，并决定是否正式订立。

之后，你可以着手搜集整理与生前预嘱相关的资讯，下载生前预嘱的文本《我的五个愿望》[1]和关于认知症病程发展的信息，并且打印出来。打印之前可以先为亲人

---

[1] 由北京生前预嘱推广协会推出的对生命尽头的重要事项预先做出安排的文件，可在该协会官网下载。

做一个简单的视力测试（具体方法见第五章），确定亲人能够轻松看清的字号，然后按照这个字号打印文件。为了避免信息过载，你可以把五个愿望及相关条目分别装订，这样阅读和讨论的时候可以一个一个来。

如果你对某些专业问题不了解或者理解不透彻，可以向医护、社工、法律、财务等专业人士请教，也可以邀请他们参与决策讨论，帮助你就专业问题向亲人进行说明。

在开始正式的决策讨论时，要选择亲人一天中状态最好的时间段，在一个安静、安全的地点讨论需要决策的事宜。某项决策事宜的讨论可能一次就能得出结果，也有可能需要多次充分探讨。为了避免信息过载给认知症亲人带来压力和思考困难，每次讨论的内容不要多，必要时采取任务分解——将一个重大决策分几次进行讨论。在讨论时，一旦察觉亲人疲倦或者注意力不集中了，可以暂停讨论，待亲人状态好转后再开始。

在讨论过程中，要公平坦诚地为亲人提供全部的决策选项，用易于理解的方式解释决策后果。例如，告诉亲人他可以要求使用生命支持治疗，也可以要求放弃生命支持治疗，以及使用或放弃的后果。你和参与讨论的专业工作者都要清晰、缓慢地用简单的句子向亲人传递信息，在亲人表示理解后再讲下一句。

在每次讨论时，你都需要如实记录亲人的意愿和决策。有时候照护伙伴的意愿可能和亲人的意愿不一致，这就需要我们先把自己的意愿放到一边，准确记录和表达亲人的意愿。

待亲人完成决策后，你可以帮助他通过注册生前预嘱、签署意定监护协议、订立遗嘱以及公证等方式，保证亲人意愿和决策的合法有效性。如果亲人表达了"改主意"的想法，你需要详细了解他的想法，并按照其意愿修改上述相关法律文件。

代替决策应符合亲人意愿

随着认知症的进展，认知症人士可能已经无法理解决策事项并做出清楚的决定。如果他没能在具备民事行为能力时订立相关的法律文件（如生前预嘱、意定监护协议），这时候就需要家庭照护伙伴来代替亲人做出重大决策。

代替决策的关键是，你所做出的决定应能代表亲人的意愿、选择和最佳利益。想一想，在还没有认知症的时候，他是否表达过相关的愿望？他的生活态度、信念和价值观是什么？他的个性是什么？他过去是怎样面对艰难时日、迎接挑战的？他对生死的看法是什么？根据你对他的了解，如果他现在还有决策能力，会做出什么样的选择？

需要理解的是，认知症亲人的意愿、选择和最佳利益并不一定和家庭照护伙伴或其他家庭成员的想法相同。最重要的是考虑他的意愿、选择和最佳利益，因为这个决策与他最为相关。

> 父亲在生命的最后两年一直用鼻饲，因为他有严重的吞咽障碍。我是一名护师，当时很犹豫是不是要让父亲用鼻饲。有一天我在病房听到他和护工大哥一起唱《志愿军进行曲》——"雄赳赳、气昂昂、跨过鸭绿江……"那一刻我仿佛体会到了父亲强烈的求生欲。父亲从小就参加革命，是从枪林弹雨里闯过来的，对他来说鼻饲也不是什么事儿，活下去才是最重要的。我没有再犹豫，做出了用鼻饲的决定。父亲最后走得很安详。他是我心目中的英雄。
>
> 一位认知症长者的女儿

选择适合的照护方式

让认知症亲人居家生活、由家人提供照顾是大部分认知症人士及家庭的首选方式。调查发现，目前中国的认知症人士的主要照护任务大多由配偶来承担，其他家庭成员提供不同程度的支持。如果老伴儿身体好，有精力和体力照顾另一半自然是最好的。但如果配偶身体也不好，照顾另一半是有心无力的，那么子女就要和父母一起商量，讨论出更适合家庭的照护选择。例如：

◇　谁来担任家庭主要的照护伙伴?

◇　社区有没有支持资源，能够分担家庭照护压力?

◇　有没有合适的养老机构或护理院，适合亲人居住并接受照顾?

家庭主要照护伙伴的选择

并非所有夫妻都是神仙眷属，也并非所有的家庭关系都充满爱意。如果家庭主要照护伙伴和认知症亲人的感情非常好，而且愿意全心全意地照顾她，那在未来的岁月里会减少很多挫折和艰难时刻。反之，如果仅仅是出于责任而勉强承担照护工作，很容易造成双方的情绪压力，在相处过程中会不断发生冲突，刺激亲人认知和精神状态，并导致恶化。

在决定自己是否能够承担起照护责任时，你需要先诚实地面对自己，了解自己的意愿和自己的能力，同时也要认真考虑家庭照护伙伴这个新的角色是否符合你的价值取向。

我父母身体都不好，母亲几年前已经走了。父亲十几年前脑中风，后来发展成血管性认知症。我从很年轻的时候就开始学习照顾父母，我觉得这个角色比在外面上班打工更适合我。现在我和父亲相依为命，虽然也有感到很艰难的时候，但我们每天都能开开心心的。

一位认知症长者的女儿

照顾亲人需要花费大量的时间，相当于一份全职工作，只是没有人付你薪酬。如果你是她的老伴儿，你需要考虑自己的身体是不是能承受照顾她的任务；如果你是子女，可能意味着你需要让自己的工作变得有弹性，否则将难以应付家里随时可能发生的各种状况。勉为其难地做事只能导致糟糕的照护结果。

另外，家庭照护不是唯一的照护方式。当亲人被诊断出认知症后，家庭成员需要在一起讨论未来可能的照护方式并制订计划。

寻找和评估支持资源

家庭照护伙伴有一个非常重要的任务，那就是寻找和评估医疗、照护与支持的社会资源。这些资源可能包括：

◇ 医疗资源，包括神经内科、老年精神科、老年科、康复科、药师咨询、护理咨询、急诊服务、缓和医疗 / 安宁疗护资源，以及社区卫生中心。

◇ 居家服务，包括家政服务（主要负责打扫卫生、做饭等家务劳动）和居家护理（主要提供个人生活照顾与支持）。

◇ 社区为老服务，包括老年餐桌、社区长者日间活动中心和社区长者照护中心（可为长者提供短期或长期居住及日常照护）。

◇ 社区认知症支持服务，通常是社会组织提供的个案管理、照护者培训、家庭辅导和支持，以及喘息服务。以上海为例，自从上海推动建设老年认知障碍友好社区以来，已有超过 200 个社区可以为认知症家庭提供相关支持服务。

◇ 机构照护，主要是养老机构和护理院。如果亲人有大量的照护需求而家庭已经难以承担，就需要考虑将亲人送入专业机构接受照护。近年来，中国养老及护理机构的认知症照护服务发展得很快，虽然还有很大的进步空间，但至少可以为认知症家庭提供一个新的选择。

> 父亲的认知症发展到后来，家人已经感到疲惫不堪。我们意识到一个 24 小时不间断的看护环境已成刚需。后来，我们把父亲送入一家精心挑选的养老院。入住几周以后，老爸就适应了那里的环境。原来很内向的他也愿意参加院内长者的活动，这真的让人惊喜！现在，我们每周都去探望，也有时间得以喘息，可以做自己的事情了。找到适合自己家庭的照护方式真的很重要！
>
> 一位认知症长者的女儿

◇ 认知症家庭照护伙伴在线社群。一些全国性和地方性的社会组织或医护团队着手建立的基于微信或 QQ 的在线社群，通过专业和同伴支持相结合的方式，成为分享信息、彼此鼓励的精神家园。我们在微信上创建的"认知症好朋友"及"幸福彩虹家庭支持群"也在其列。

◇ 社会福利及保障资源，比如全国和地方性的、面向老年人和 / 或认知症人士的社会福利政策及长期护理保险。

◇ 法律及相关服务资源，比如公证服务、律师服务等。

你可以使用下面的表单，汇总你的支持资源，在需要时可以随时启用。

我的资源列表

医疗服务	
神经内科	
老年精神科	
老年科	
睡眠医学中心	
临床心理科	
康复科	
药师咨询	
急诊	
缓和医疗/安宁疗护	
社区卫生中心	
其他科室	
居家、社区及机构养老服务	
居家服务—家政	
居家服务—护理	
居家服务—康复	
社区日间长者中心	

社区长者照护中心	
老年餐桌	
认知症家庭支持服务	
养老机构	
护理院	
在线支持社群	

其他专业服务

公证处	
法律服务	
意定监护	
生前预嘱	
社会保险	
商业保险	
银行	
财务顾问	

其他支持资源

照顾好你自己

任何人得知亲人被诊断为认知症后都会有不同程度的震惊、恐惧、无助和悲伤。在这时，家庭成员能克服自己的情绪，勇敢承担起照顾亲人的责任，这本身就值得肯定和尊重。

成为一名照护伙伴是慷慨而富有爱心的行动，有着积极和有益的一面。例如：

◇ 有机会学习新知识和新技能。

◇ 照顾曾经照顾过你的人，巩固你们的关系。

◇ 为你能够帮助到亲人而感到自豪。

◇ 继续和亲人分享美好的时光和积极的生活体验。

> 我是一个独生女，父母一直很疼爱我。现在他们年纪大了，爸爸还得了认知症，所以轮到我来疼爱他们了。
>
> 一位认知症人士的女儿

同时，家庭照护也是非常繁重的任务，负担和压力是切实存在的，容易导致身体和精神上的疲惫。很多家庭照护者或多或少会有这样的感受：

◇ 出现担心、焦虑、伤心、愤怒等情绪。

◇ 感到孤独，没有人理解。

◇ 不知道从哪里寻求帮助，如何寻求帮助。

◇ 没有属于自己的时间去做喜欢的事情。

◇ 缺少足够的休息和睡眠。

◇ 面对亲人的抗拒或指责，感到不知所措、委屈和愤懑。

◇ 觉得自己做得还不够，或觉得自己承受得太多而不堪重负。

◇ 为自己发脾气或有负面想法（比如"希望一切都结束"）而感到内疚。

◇ 不知道自己还能坚持多久，看不到生活的意义，等等。

我们在这里想要告诉每一位家庭照护伙伴的是：要照顾好你的亲人，首先请照顾好你自己。你比任何人都值得获得帮助和支持。如果你能保持身体、精神和情感上的健康，你就可以更好地陪伴你的亲人走过认知症之旅。

把你的健康列为重要事项

你可以尝试使用以下方法，来帮助你保持身心健康：

采取营养均衡的饮食，多吃富含维生素和纤维质的蔬菜和水果；适量摄入全谷物、优质蛋白及高质量的油脂；每天摄入充足的水分。这样的饮食习惯不仅健身，而且健脑，对你的认知症亲人也会有很大的帮助。

每天抽时间锻炼，让你的身体动起来。步行、太极、舞蹈、乒乓球……选择你喜欢和适合你体能的运动。运动有助于活化细胞、促进血液循环，还能促进人脑分泌"快乐的荷尔蒙"——内啡肽，带来愉悦感。运动对身心都有好处。如果你的亲人能和你一起运动，那真是再好不过了！

> 我从某宝买了乒乓球训练器和老爸对打。老爸边打边哈哈笑，还说我打不过他。看到他这么高兴，我也高兴起来啦！
>
> ——一位认知症长者的女儿

尽量保证充足的睡眠。睡眠可以帮助你恢复精力，同时也能够清除脑里的代谢废弃物，包括阿尔茨海默病人士脑部常见的淀粉样蛋白。如果你的认知症亲人有睡眠问题（如昼夜颠倒），你可能也会受到影响。试试在白天找时间插空小睡，或者请亲友、服务人员来帮忙，给你喘息和休息的时间。如果你长期有睡眠问题，请及时看医生。

当你照顾认知症亲人时，可能很难找到属于自己的时间。很多照护伙伴在不自知的情况下，生活已经极其单一化。长时间照顾亲人，自己却很少休息，这样会导致精疲力尽、沮丧和易怒，也容易与认知症亲人发生冲突。张弛有度是非常重要的，你需要有意识、有规律地从日常照护中抽身出来，为自己腾出时间去做一些对你的身心健康有益的事情——比如和好朋友喝一杯咖啡、继续做你最爱的兴趣活动、听音乐、给自己放松的时间。你也可以尝试让亲人和你一起做你喜欢的事情，例如绘画和朗读，这也可以给她一个机会去体验新事物。有认知症的人同样可以在积极的关系中学习和成长。

请记住，照顾好你自己绝不是自私，相反，这是你能为认知症亲人所做的最好的事情之一。

学习放松和减压

"战斗或逃跑"是身体在准备面对或避免危险时所做的压力反应。压力反应帮助人类应对许多挑战——在荒野里与狼群搏斗；在 100 米赛跑时冲刺；在截止期限来临之前把任务完成。但如果这种反应不断被日常事件触发，麻烦就来了——杏仁核动不

照护伙伴生存法则

1. 把你的健康列为重要事项。

2. 用新知识、新技能装备自己。

3. 寻找和收集支持资源。

4. 提前计划并处理好法律和财务问题。

5. 准备好突发事件预案。

6. 保持积极乐观的心态和幽默感。

7. 庆祝你和亲人做得好的地方。

8. 保持你的兴趣爱好。

9. 保持和朋友的交往。

10. 坦然过好每一天。

动就发出警报，身体总是分泌压力荷尔蒙皮质醇，而过度分泌的皮质醇会损伤神经元。长期的压力还会导致一系列的身心失调，例如焦虑、失眠、烦躁易怒、注意力不集中、记忆力下降、头疼、肠胃不适、高血压、血糖升高、炎症、肥胖或消瘦，等等。

作为认知症亲人的照护伙伴，你面临的一个现实问题就是长期承受来自身体、精神和财务上的压力。回想一下，有多少次你忍不住想对认知症亲人吼叫（战斗），有多少次你想干脆一走了之、逃离困境（逃跑）？

如果我们无法避免照护带来的压力，那么减压和放松就是每一位照护伙伴的必修课。减压放松有很多种方式，比如正念、冥想、渐进式肌肉放松、瑜伽、太极、散步、运动、听舒缓的音乐、唱歌，等等。有很多书籍、在线音频或视频都提供了如何放松减压的方法，你可以搜索和保存这些资源，当你需要时就可以使用它们。我们在这里想向你介绍两个简单好用的减压放松方法：深呼吸和情绪释放技术。

深呼吸

深呼吸是各种放松技术的基础，简单易行，可以在任何时间、任何地方完成。深呼吸也被称为膈式呼吸或腹式呼吸——当你深呼吸时，通过鼻子吸入的空气会完全填满你的肺，下腹部会鼓起。人们在仅仅使用胸部浅呼吸的时候，肺的最底部得不到充分的含氧空气，隔膜的运动范围受到限制，这会让人感到呼吸急促和焦虑。而深腹式呼吸能促进充分的氧气交换、减慢心跳、降低或稳定血压，就像在告诉你的杏仁核"现在是安全的"，身体也就会避免过度分泌皮质醇。

深呼吸的方法很简单：找到一个安静舒适的地方坐下或躺下，先做一个正常的呼吸，然后试着深呼吸——通过鼻子慢慢吸气，让肺部充满，让你的胸部和下腹部向上抬升，使腹部充分扩张；接下来，用嘴慢慢地呼气。呼气的时间要比吸气的时间长，你可以在心里默数：吸气 1、2、3，感受自己的肚子已经鼓起来，然后用嘴慢慢呼气，默数 1、2、3、4、5、6。

你可以有意识地把深呼吸作为生活中的全新呼吸大法，尤其当你觉察到自己情绪紧张、呼吸急促的时候，就可以立即深呼吸，让自己放松下来。

情绪释放技术

情绪释放技术（Emotional Freedom Technique, EFT）是一种结合了东方经络穴位按摩、西方心理学和认知神经科学理论的心理干预技术。情绪释放技术也叫作情绪释放敲击技术（EFT Tapping），因为它的主要方法是用指尖敲击身体上的能量点（类似中医的穴位），同时结合一些对当下的负面情绪的描述，来缓解和释放情绪或身体上的痛苦。照护伙伴通过练习，可以缓解日常照护中的压力。

情绪释放技术采取的步骤如下：

第一步，找到自己的"压力王事件"，确定提示短语。

选择你的压力王事件，也就是目前让你感到最难过、最烦心、最紧迫要解决的问题。例如，你照顾的亲人每天都有重复提问和往家里捡垃圾的问题，但是你感觉捡垃圾这个问题最让你苦恼，因为这件事已经造成了生活中的冲突。在这种情况下，你就可以把捡垃圾作为你当下的压力王事件，把它写下来。你写出的压力王事件越具体，情绪释放就越有针对性，效果也会越好。

找到压力王事件以后，你还需要想几个提示短语。提示短语是指因为这个压力王事件而涌入你脑海的那些念头和情绪，都是些很自然的短语。我们还是以捡垃圾为例，相应的提示短语可能是：家里太脏了、太乱了；我真是烦；我真的很生气；为什么会这样，她怎么不听劝；她以前不这样，等等。

第二步，为你的压力王事件打分。

使用"主观焦虑评分表"，看看你能给你的压力王事件打多少分。分值为 0 到 10 分，10 分是最苦恼的感觉，0 分就是没有任何苦恼。一般来说，我们需要先处理 5 分以上的压力王事件。

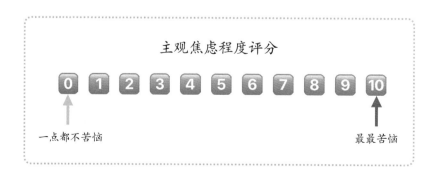

这个打分完全是基于你个人的主观感受。当你给自己的压力王事件打分的时候，无需担心你的打分是不是准确，只要它能代表你的感受就好。

此外，打分也是设定压力王事件强度的基准。等你做了一轮或者几轮情绪释放敲击后，再来看看这个压力王事件给你带来的苦恼程度是不是有所降低。

第三步，认真拟定一句问题描述语。

问题描述语是结构化的一句话：

"尽管（压力王事件），但我还是深深地、完完全全地接纳我自己。"

举例如下：

尽管妈妈捡垃圾这件事让我很生气，但我还是深深地、完完全全地接纳我自己。

尽管婆婆猜疑我偷了她的钱让我又气又委屈，但我还是深深地、完全地接纳我自己。

尽管老爸不睡觉，让我也不能好好休息，感觉非常疲惫、快撑不下去了，但我还是全然接纳我自己。

你在填空的时候要注意，它表述的是你对问题的感受，而不是去说别人的问题。例如，你不能说"尽管我妈妈得了认知症，但我还是深深地、完完全全地接纳我自己。"你必须关注问题给你自己带来的感受，以减轻它所带来的痛苦。在这个例子里，你可以这样说："尽管我很难过妈妈得了认知症，但我还是深深地、完完全全地接纳我自己。"

问题描述语是非常重要的。这是在对你的遭遇、你的感受以及你这个独特的个体表达理解、共情、接纳和爱护。

第四步，当你准备好问题描述语后，你就可以开始敲击手刀点（见下图）。

用一只手的四根手指头敲击另一只手的手刀点，同时将刚才设定的问题描述语重复三遍。例如：

"尽管妈妈捡垃圾让我很生气，但我还是深深地、完完全全地接纳我自己。"

"尽管妈妈捡垃圾让我很生气，但我还是深深地、完完全全地接纳我自己。"

"尽管妈妈捡垃圾让我很生气，但我还是深深地、完完全全地接纳我自己。"

第五步，按照情绪释放技术的顺序，敲击八个穴位。

这八个穴位分别位于：眉毛内侧、眼睛外侧、眼睛下方、鼻子下方（人中）、下巴、锁骨、腋下和头顶。每敲击一个穴位的时候，你都要大声说出一个提示短语。

在第四步敲击手刀点的时候，你大声说出来的是问题描述语。现在敲击这八个穴位的时候，大声说出来的是提示短语。

我们还是以处理母亲捡垃圾所带来的困扰为例，提示短语可能是这样的："家里太脏了，真的太脏了，脏得不行不行的！""真的太乱了，每天要捡十几斤垃圾，怎么劝都不听！""我真是烦，真的烦死了！""我看着垃圾就生气，就想把垃圾丢出去！""我不想家里这么脏，这么乱！""老妈以前不这样的呀，她以前很爱干净、很爱收拾房间的。""她为什么要捡垃圾，她捡回来的都是什么鬼呀！"

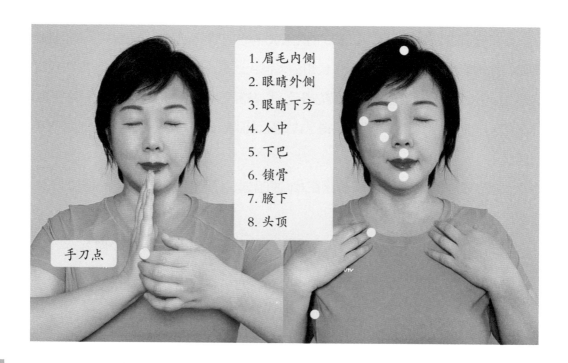

1. 眉毛内侧
2. 眼睛外侧
3. 眼睛下方
4. 人中
5. 下巴
6. 锁骨
7. 腋下
8. 头顶

手刀点

在敲击每一个穴位的时候不用着急，给你自己足够的时间，把提示短语说出来。这些提示短语是你跟着自己的感觉自然而然说出来的。如果你在中间卡壳，不知道下一句要说什么，你可以重复之前的那句。

就依照这样的顺序，每个穴位都轮流敲上 5~7 次。不过次数不需要非常固定。如果你敲了三四轮就感觉好很多，你也可以停下来；如果你觉得敲得挺舒服还想继续敲几轮也是可以的。随着敲击，那些负面的感受会减轻，提示短语也可能变得平和，你甚至可能开始琢磨并探寻问题的解决方案。

第六步，当你完成敲击以后，深呼吸。

用鼻子深深地吸入一口气，注意要让肚子也鼓起来，然后用嘴把气缓缓地吐出来。

第七步，再次评估压力王事件给你带来的苦恼程度，从 0 到 10 进行打分。

很多人会发现，通过情绪释放敲击，自己的苦恼程度会明显下降。如果你原来的分数是 8 分，通过敲击降低到了 4 分，那么可以理解为你已经达到了 50% 的改善程度。

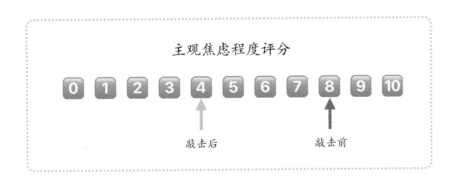

第八步，如果有必要就重复下去，直到你对压力王事件的感觉有明显好转。

如果你通过一轮、几轮，或十几轮的敲击成功地清除了你的压力王事件，你可以继续寻找其他给你带来困扰或你想要改善的事情来进行敲击。

未雨绸缪

家庭照护伙伴面对的一个现实是长期照顾认知症亲人会累积身心压力。如果得不到来自其他家庭成员以及社会的支持，照护伙伴生病或者发生意外的风险可能会高于常人。如果家庭主要照护伙伴是年迈的配偶，出现健康问题或意外的风险就会更大。如果照护伙伴先倒下，认知症亲人就失去了最直接的支持者。

天有不测风云。或许这一天不会出现，但是"未雨绸缪"就是要提前做好准备——当家里的主要照护伙伴突发疾病或出现意外、无法再承担照护责任的时候，接下来由谁负责认知症亲人的日常照护？怎样来接手？需要提前做好哪些准备？

召开家庭会议

召开家庭会议，认真讨论这个问题，看看在家庭主要照护伙伴不得不缺勤的时候，谁是比较合适的替代者，以及除了家庭照护以外是否有其他可选择的方案，比如将认知症亲人送入养老机构接受照顾。同时，需要把达成共识的关键事项进行书面记录。

替代的居家照护伙伴应该是认知症亲人认得的人，而且需要"实习"——定期来家里探望并参与照顾，与亲人建立更好的关系，熟悉她的习性和生活常规。

除此之外，家庭主要照护伙伴要做一份家里重要的财务和法律文件的清单，并告知家人这些文件放在什么地方。

准备《紧急求助卡》

为家庭主要照护伙伴准备一张《紧急求助卡》，外出时务必随身携带，以备不时之需。如果家庭主要照护伙伴目前有多种疾病、正在服用多种药物，那就需要准备一份药物清单，外出时也需随身携带，以备万一。

紧急求助卡

· 我的姓名：樊胜美　年龄：76 岁

· 我正在照顾：陈家康　年龄：82 岁　关系：夫妻

· 我的丈夫因有阿尔茨海默病，需要我的照顾。

· 我的住址：港闸区大生纺织厂家属区 1 号楼 2 单元 304 室

· 紧急联络人 1：陈莹莹（女儿）　联系电话：15262881111

· 紧急联络人 2：王小川（女婿）　联系电话：15262880000

准备一套日常照护文件包

为认知症亲人准备一套日常照护文件包，并且复印一份给家庭指定的替代照护伙伴保存。如有变化应及时更新。

日常照护文件包的内容包括：

◇ 认知症亲人服用的药物清单，以及特别注意事项（例如，如果不肯服药怎么办）。

◇ 每天的日常照护需求，以及特别注意事项。

◇ 与认知症亲人沟通的注意事项。

◇ 她的生活常规。

◇ 她的习惯和好恶。

◇ 目前就诊的医疗机构 / 科室 / 医生，以及复诊要求。

◇ 居家 / 社区 / 机构服务资源列表及联系方式。

你还可以为亲人准备一份简单清晰的《我最重要的N件事》，方便接手的照护伙伴更好地了解她，与她建立关系。

我的姓名：	我的年龄：	我喜欢的称呼：
我最重要的 N 件事		
1.		
2.		
3.		
4.		
5.		
6.		
7.		
8.		
9.		
10.		

3

与认知症共生的幸福彩虹策略

- 把复能付诸实践

- 锻炼身体，保持身体活跃

- 采取健脑饮食

- 好好睡觉

- 认知训练，增强认知储备

- 降低压力水平与日常放松

- 保持积极的社交

- 做好疾病与健康风险的管理

认知症不是我生活的选择，但是我可以选择与认知症共存的生活方式。

约翰·奎因（John Quinn）| 认知症倡导者

当人们谈起疾病的治疗，通常来说第一反应就是进行药物治疗。我们在工作中也经常被家属朋友追问到底哪一种药物能有效治疗认知症。每当这时我们都会深深感到医学的局限性。导致认知症的脑部疾病的发病机制非常复杂，很多类型的认知症至今原因不明——即便是投入研究最多的阿尔茨海默病，其发病机制也依然处于各种假说阶段，虽有共识却无定论。年龄、性别、遗传因素、生活方式、个体健康状况和来自环境的多种风险因素叠加起来并相互作用，造成脑部多个层面累积性的损伤。即使全球的制药界在药物研发上投入巨资，而且有新药显示出修饰疾病进程的希望，但是长期效果的不确定性和高昂的代价会让很多患者望而却步。况且，新药仅针对阿尔茨海默病而研发，其他类型的认知症人士依然无法从中获益。因此，我们必须探索药物之外的解决之道。

每个认知症人士都在以自己的方式经历认知症，每个人表现出的功能水平、感受及行为也各不相同。有些认知症人士病情进展很快，有些则进展缓慢；有些人在一段时间内对药物治疗有比较积极的反应，有些则不仅服药无效，还要承受副作用带来的不适；有些人即便脑中出现典型的病理（例如淀粉样斑块），但在生活中却依然能够表现出很高的认知水平或生活能力；有些人情绪、行为和个性方面的显著变化让家人和照护伙伴感觉难以理解和应对，不过也有不少认知症人士虽然有记忆、思考方面的问题，但还是能基本保持愉悦平和的情绪状态。

从某种意义上说，世界上有多少人有认知症，就会有多少种认知症。正是由于这种多样性和复杂性，我们可以把认知症看作一种谱系障碍，即在广泛的认知领域范围内，表现出病因不同、症状不同、进展不同、个体体验不同、对治疗的反应不同、预后结果也不同的谱系障碍。就像我们看到的彩虹，如果我们仔细观察就会发现，在七色光谱中有无数种颜色在赤橙黄绿青蓝紫之间细微过渡，这才让我们能领略到梦幻般的绚丽多彩。现在六千万以及未来预估超过一个亿的认知症人士（可能也包括未来的我们）中的每一位都是这个光谱中独一无二的存在。如何更好地与认知症共生，是我们每个人都需要面临和思考的问题。

把复能付诸实践

2020 年，我们在澳大利亚认知症照护期刊上发现了一位名叫约翰·奎因（John Quinn）的认知症人士撰写的文章《把复能付诸实践》（*Putting reablement into practice*）。奎因先生在文章中分享了他与认知症共生的经验，将自己病情进展缓慢的原因主要归功于他在生活中融入的与认知症和平相处、继续好好生活的社会心理选择。他在文章中这样写道："旧有观点认为认知症是一个悲剧故事，认知症人士被剥夺了生命的意义，而且会突然失去所有能力和技能。然而，认知症其实有它的多面性。只要适应它，并且及时采取以人为中心、以证据为基础的干预措施，就有可能带病继续好好生活。"

我们最初是在墨尔本参加 2017 年澳大利亚认知症全国大会的时候见过奎因先生。当时他作为认知症人士代表在大会平行论坛发表演讲，和他形影不离的是他的爱人格伦尼丝（Glenys Petrie）。之所以称呼他为奎因先生，是因为他在 35 年的职业生涯中曾经担任小学的副校长和校长，这是学生和同事们对他习惯性的尊称。

奎因先生在 2010 年被诊断为家族性阿尔茨海默病，那一年他只有 59 岁。确诊后的几年时间里，奎因先生都感觉自己好像待在一个黑暗的地方，"无法安排自己的一天，无法学习新东西，无法解决问题，无法做出决定。"曾经有阿尔茨海默病的母亲穿着睡衣跑去购物中心的经历成为困扰奎因先生的一个沉重负担，他害怕自己有一天也会变成母亲那样。认知症的诊断给他带来了绝望、孤独和深深的挫败感，因为他不能再养家糊口，而且为自己得了阿尔茨海默病而感到羞耻。除了保持每周三次跑步的习惯之外，他每天的大部分时间都坐在椅子上，看着四周的墙壁，对生活漠不关心。他觉得自己除了是一位认知症"患者"，其他什么都不是了。

幸运的是，陷入诊断后消极状态的奎因先生遇到了一个重要的转折点。2014 年 6 月，他参加了澳大利亚阿尔茨海默协会①的一次筹款活动。当时担任协会主席的伊塔·巴特罗斯女士（Ms. Ita Buttrose）也出席了会议。伊塔花了很多时间和奎因先生谈论他的兴趣爱好，了解他是什么样的人。伊塔和其他人积极鼓励的话语对奎因先生产生了深远的影响。就在那个晚上，他感到自己被重视，重新拥有了自尊。他终于意识到认知症的确诊并不意味着生命的终结，他依然可以好好生活。奎因先生的爱人格伦尼丝欣喜地说："这就是我的约翰重归的一刻。"

也是从那时候起，他对认知症的学习和研究（特别是对积极生活方式的研究）产生了浓厚兴趣。他相信这将对他未来的生活产生影响，从而有希望减缓他病情的发展。他不想坐等自己的记忆和生活慢慢消失。他徒步行走，为认知症研究项目筹款；他参加会议，倡导公众提高认知，消除歧视；他还参与认知症照护培训的拍摄工作，从认知症人士的角度表达对服务提供者的期望。他希望人们把他当成一个人来看待，而不仅仅看到认知症。他说，他不是一位认知症的"患者"或"受害者"，他依然是约翰·奎因。

---

① 该协会于 2017 年正式更名为澳大利亚认知症协会（Dementia Australia）。

转眼到了 2020 年，奎因先生的病情并没有以他的神经科医生最初设想的速度恶化。这让他有机会为澳大利亚认知症照护期刊撰写长文，分享他的观点和他的"复能策略"。

他运用一名教育工作者的技能设计了一个缩写词——NAMES，来代表他的生活方式攻略。N 代表营养（Nutrition），包括水合作用；A 代表态度（Attitude）、接受（Acceptance）和艺术（Arts）；M 代表智力活动（Mental Activities）、音乐（Music）和冥想（Meditation）；E 代表锻炼（Exercise）和享受（Enjoyment）；S 代表社交（Social Engagement）、支持（Support）、睡眠（Sleep）和设定目标（Setting Goals）。

奎因先生详细解释了他和格伦妮丝是怎样把这些攻略付诸实践的：

◇ **营养：** 奎因先生研究了有助于抵抗认知减退的地中海饮食和 MIND 饮食，格伦妮丝也依照这些方法调整两个人的饮食。奎因先生在生活中也尽量多喝水（作为运动达人，他更需要补充水分）。

◇ **态度：** 以积极的态度面对认知症。奎因先生认为六年前的筹款活动是自己重新开始生活的转折点。那些使用积极的语言鼓励他的人维护了认知症人士的自尊和独立性。

◇ **接受：** 接受认知症的诊断，而且要意识到自己不仅仅是多出来的一个统计数字。对于其他人来说，他们需要倾听认知症人士的求助，也需要倾听来自主要照护伙伴和家庭成员的声音。

◇ **艺术：** 艺术是促进健康的一种途径。因此，奎因先生参加了在布里斯班市政大厅举办的"今日认知症艺术计划"，还参加了在昆士兰艺术画廊和现代艺术画廊举办的"艺术与认知症研讨会"。

◇ **智力活动：** 奎因先生保持着写作的习惯，平时做一些健脑运动。他还在学习西班牙语，因为研究表明学习第二语言对保持认知能力是有效的。这些活动对他来说都不容易，但他依然坚持。

◇ **音乐：** 奎因先生有一个个性化的音乐播放列表，帮助他应对在旅行时体验到的躁动、困惑和多感官问题，特别是在车里或在感官刺激过多的地方。

◇ **冥想：** 在冥想 10 分钟后，奎因先生总是感觉更好。

◇ **身体锻炼：** 奎因先生曾经来中国跑过半程马拉松，在西班牙、新西兰及澳大利亚中部徒步旅行或登山，体育原本就是他生活的一部分。他给非运动达人的建议是，锻炼不必是跑马拉松或骑车穿越其他国家，而可以是温和的，例如太极、水中有氧运动、网球和舞蹈等。为了强化自己的核心肌肉及平衡能力，奎因先生每周要参加在理疗师监督下的普拉提课程，他希望这将有助于以后预防跌倒。

◇ **享受：** 和喜欢的人在一起、做自己喜欢的事情、欣赏喜剧、参加艺术或舞蹈课。通常情况下，这些都会带来笑声。奎因先生说："当我们笑的时候，我们都会感觉更好。"

◇ **社交活动：** 奎因先生和格伦尼丝创建了"布里斯班东南部认知症联盟"，每月都要参加"记住我"互助小组。他与更广泛的国际认知症社区的朋友们交往，定期与他们在会场或线上聊天室见面，甚至一起度假。不过，奎因先生承认社交或演讲需要大量的认知努力，这有时会让他感觉精疲力尽，需要几天的时间才能恢复。

◇ **支持：** 奎因先生很感激爱人格伦尼丝。她一直鼓励他尽一切努力"与认知症和谐相处"，并且有商有量地帮助奎因先生安排好大部分事情。奎因先生还得到了家人、学生、一起学习西班牙语的同伴，以及当地企业和社区人士的大力支持。

◇ **睡眠：** 研究表明睡眠不好似乎与认知症有关。因此，奎因先生和格伦尼丝努力在锻炼、社交、旅行和休息之间找到适当的平衡。大多数时候，他每晚能睡 10 个小时左右。

◇ **设定目标：** 奎因先生发现设定一些目标对他来说很重要。目标可以是短期、中期或长期的。尽管他有认知症，也仍然要给自己设定一些长期目标，例如旅行和为认知症研究项目筹款。

在人们的印象里，早发型、家族性的阿尔茨海默病总会进展得比较快。如果你看过电影《依然爱丽丝》或原著小说，你可能会记得女主人公爱丽丝五十岁后就被确诊，然后以快速进展的方式遭遇种种生活挑战的情节，这是人们（包括很多神经科学家）的普遍印象。但是，约翰·奎因向世人展示了一种新的活法——接受诊断，以积极的态度继续过有目标、有意义、有成效、丰富而充实的生活。他在接受媒体采访的时候曾经说，认知症并不是他生活的选择，但是他可以选择与认知症共存的生活方式。

近十几年来，全球很多神经和精神领域的专业工作者已经不满足于研究某种单一的治疗方法，而是转向对生活方式的研究——采取有益于脑健康、多管齐下和个性化的生活方式，超越药物治疗的局限性，帮助认知症人士维持甚至改善认知、运动及生活技能，减缓功能下降的速度，尽可能长时间地抵御认知症的攻击，继续享有生活的乐趣和意义。

这就是我们所提倡的"幸福彩虹生活策略"，即以认知症人士及其家庭照护伙伴的幸福感为目标，以多维度和个性化的健脑生活方式为手段，来应对认知症谱系障碍。当目前没有药物能够治愈或逆转绝大多数认知症的时候，认知症人士及其家庭需要开启一个自助模式，与认知症和平相处，继续好好生活。

彩虹是由七色光构成的，而"幸福彩虹"也包含了好好生活的七大策略：

1. 锻炼身体，保持身体活跃

2. 采取健脑饮食

3. 好好睡觉

4. 认知训练，增加认知储备

5. 降低压力水平与日常放松

6. 保持积极的社交

7. 做好疾病与健康风险管理

现在就让我们一起走进"幸福彩虹"吧！

锻炼身体，保持身体活跃

运动可以给一个人带来活力、自信和快乐，是目前认知功能干预研究中证据最为有力的措施。运动可以促进心脏健康，促进血液流动和循环，把更多的氧气和营养物质输送到脑，降低得心脑血管疾病（包括中风）的风险。运动可以刺激神经营养因子的释放，加强神经元之间的连接，促进产生新的神经元。运动可以让人脑释放快乐化学物质"内啡肽"和"血清素"，同时降低皮质醇水平，减少抑郁、压力和焦虑情绪，缓冲慢性压力对人脑产生的负面影响。还有很重要的一点是，运动增强了免疫系统的活动，增强了我们对疾病的抵抗力，甚至增强了酶的活性，有助于溶解阿尔茨海默病的淀粉样斑块，降低记忆及认知衰退的风险。

运动有多种类型。对于认知症人士来说，有氧运动、平衡和力量练习，以及能够锻炼执行功能的运动都会有所帮助。

● 有氧运动

有氧运动能够改善脑供血，加强神经细胞之间的联系，增加认知储备并改善认知。研究还表明有氧运动在某种程度上可以增加海马的神经元及大脑灰质的数量，也就是可以增加脑容量。有氧运动的方式包括散步、快走、慢跑、骑车、游泳、做操（包括椅子操）等。每周三次、每次 30 分钟以上的有氧运动会带来很大帮助。居家生活的认知症人士每天都可以从事 15 分钟以上的有氧运动。

● 平衡和力量练习

由于衰老和认知症会增加跌倒的风险，所以老年人和认知症人士都需要增强平衡能力和肌肉力量以预防跌倒。你和认知症亲人可以通过打太极、提腿、简单的瑜伽（包括椅上瑜伽）、举哑铃、在游泳池浅水区走步，或进行抗阻力练习等多种方法来锻炼平衡能力和肌肉力量。其中，太极是中国武术的温和形式，结合了简单的身体运动和冥想，动作侧重于平衡和稳定性，这对保持敏捷非常重要。

> 我的师傅给爸爸专门做了一套太极操的示范视频，还配上了舒缓的音乐。爸爸一听到音乐响起，就会变得安静，而且能跟着视频打太极。后来，太极成了爸爸在家最喜欢的运动。
>
> ——一位认知症长者的女儿

新西兰的跌倒预防研究小组专门开发了一套叫作"奥塔戈"（Otago）[①]的练习，以强化老年人的力量和平衡能力，提高身体的灵活性，防止跌倒。这是一套基于实证的练习，研究表明奥塔戈能够显著降低跌倒率以及跌倒带来的伤害，而且对80岁以上年长者的效果最为明显。奥塔戈包括17项力量和平衡训练，以及一项步行计划。实施前建议先由物理治疗师进行评估并提供训练建议，之后可以在居家、社区或机构场景进行训练，通常每周3~4次。奥塔戈简单易学，你可以在网上下载奥塔戈相关视频，在家里和认知症亲人一起锻炼。

[①] 新西兰的地名，这个系列的运动方式也发源于新西兰。目前已推广到全球多个国家和地区。

● 提升执行功能的练习

某些运动可以帮助你和亲人锻炼复杂的执行功能，比如投篮、投飞镖、打乒乓球、简易高尔夫、桌球、玩羊拐（这是很多女性长者幼时的游戏）、杂耍抛球等。这些运动能够加强视觉、注意力和运动相关的神经连接，锻炼手眼协调能力，缩短反应时间，提高反应速度及空间意识，而且可以带来更多的乐趣。

你可以和亲人一起选择运动种类。运动不仅要适合他身体移动和平衡的能力，而且还要让他喜欢，因为喜欢才能坚持。在运动过程中注意观察，你就能识别运动种类和强度是否适合，以及亲人是否乐在其中。找到喜欢和适合的运动后，你和亲人就可以把锻炼身体作为每天的生活常规安插在不同时段，例如上午出门散步，下午跳操。每天半个小时的锻炼就会有很不错的效果。

我们在这里强烈推荐美国认证瑜伽治疗师雪莉·扎克·莫里斯（Sherry Zak Morris）开发的椅子瑜伽舞蹈。雪莉为那些身体因年龄而退化或正处于受伤康复中的人创作了一系列适合坐姿的瑜伽和舞蹈动作，同时配合人们耳熟能详的歌曲（包括 20 世纪 60 至 70 年代的乡村、爵士、雷鬼，以及当今的流行音乐，这些歌曲对全世界很多人来说都是熟悉和亲切的）。长者们跟着带操的雪莉一起欢快优美地舞蹈，锻炼耐力、力量、平衡和灵活性，增强手眼协同反应力。即便是有认知症的长者也可以跟随慢节奏的舞蹈来活动身体。而空中飘荡的音乐不仅能够让长者感受旋律和节奏，还能够让他们把音乐和旧时情感记忆连接起来。在我们看来，雪莉的椅子瑜伽舞蹈是一种出色的"全脑锻炼"方式。因此，我们在社区开展面向长者的科普讲座时会经常使用她的视频，让音乐响起来，让长者的身体活动起来。

如果你和亲人选择的运动要在家中进行（例如跳椅子瑜伽舞蹈），你需要确保有足够的活动空间和充足的照明，并且要识别和移除有可能导致绊倒风险的物品。如果你们需要使用瑜伽垫或块毯，最好用双面胶固定在地面上，避免滑动导致跌倒。

　　如果你和亲人所在的社区有长者日间活动中心，你可以咨询服务人员是否有适合认知症人士参加的团体锻炼活动。根据我们的经验，团体锻炼活动的项目会更加丰富，例如跳舞、做操、拍气球、园艺、套圈、保龄球，等等。而且团体活动的欢声笑语对认知症人士来说也是非常有益的社交刺激和快乐体验。

　　如果你的亲人已经有移动或平衡方面的问题，你可以请康复医师或物理治疗师评估他的功能水平，为他量身定制一个锻炼计划，并给出适当的辅助建议。

　　很多认知症人士有记忆方面的问题。如果他们希望了解每项运动的意义、方法和注意事项，我们就需要为他们提供简单易懂的书面资料，把他们需要的信息用清晰的图片和简短且较大字体的文字呈现出来，以适应他们的视力并便于他们理解。

采取健脑饮食

　　在我们谈到健脑饮食前，首先要知道饮食是脑获得营养的唯一途径。我们每天吃下去的食物被分解成各种营养物质，通过血液运送到脑，为我们补充能量，稳定神经细胞结构，参与神经元和神经递质的工作，同时支持我们的免疫系统。俗话说"你是你吃出来的"，我们的脑也同样如此。我们的脑就是我们吃出来的，无论有没有认知症，我们都要用最好的方式去滋养它们。

长寿地区饮食的启示

　　有时候，真实世界发生的事情会给我们带来很多启示，例如那些长寿地区百岁长者的饮食方式。虽然这些地区分布在地球上的不同地方（从意大利、希腊到日本和中国），而且有着自己的独特文化，但是生活在这些地区的长寿人士却有着惊人相似的生活方式。他们过着悠然自在的日子，生活节奏慢，压力水平低；他们经常从事体力活动（例如园艺、散步、耕种和放牧），有积极的生活态度和目的感，与家庭和社区保持着紧密的连接。他们的饮食方式也非常相似。在意大利和希腊的长寿地区，人们习惯采用传统的地中海饮食——吃大量的蔬菜、水果、天然谷物和豆类，经常吃鱼，烹饪用油以橄榄油为主，配合适量的乳制品及少量的肉类，而且要品尝葡萄酒。在日本的长寿区冲绳，主要食物包括蔬菜、水果、紫薯、豆类（你可能已经尝过日本豆腐和纳豆）、新鲜的鱼以及糙米。而在中国广西南部的巴马长寿村，百岁老人喜食新鲜的蔬菜和水果。他们每顿饭都有蔬菜，而且蔬菜品类繁多——南瓜苗、红薯叶、青菜、苦麻菜、雷公根、野藤菜、野蘑菇、香菇、木耳、竹笋等等。他们常吃的主食是玉米、大

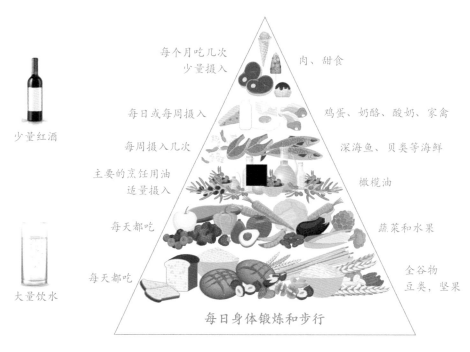

地中海饮食结构

米、小米、番薯，各种豆类、坚果和鲜鱼，以及富含多不饱和脂肪酸的火麻，都是他们餐桌上常见的食物。

从地中海到冲绳再到巴马，虽然食物的具体品种因地域差异会有所不同，但每一类长寿饮食都是品种丰富、营养均衡、自然生态的整体饮食的典范，不会将任何一种天然食物类别排除在外，也不会仅仅依赖某几种"超级食物"。这些地方的人不仅长寿，而且心血管病、肥胖、糖尿病、癌症以及认知症的发病率都很低。他们身体健康，心智敏锐。这是我们每个人都希望老了以后活成的样子。

关于心智的饮食

在西方国家，地中海饮食是备受推崇的饮食方法。1997 年，美国国立卫生院国家心肺与血液研究所（NHLBI）发表了一项参考地中海饮食、旨在改善高血压的饮食方法——得舒饮食（Dietary Approaches to Stop Hypertension，DASH diet）。得舒饮食鼓励吃蔬菜、水果和全谷类，适当摄入无脂或低脂乳制品、鱼、家禽、豆类、坚果和植物油，限制饱和脂肪含量高的食物（例如肥肉、全脂乳制品和棕榈油）以及含糖饮料和糖果。

地中海饮食和得舒饮食均已被证明能够在某种程度上提高认知能力。2015 年，美国营养流行病学家玛莎·克莱尔·莫里斯（Martha Clare Morris）在这两种饮食法的基础上创建了"麦得饮食"。麦得饮食的英文是 The Mediterranean-DASH Intervention for Neurodegenerative Delay diet，意为"地中海—得舒干预神经退行性延迟饮食"。因其英文缩写为 MIND，麦得饮食也被称为心智饮食。

与地中海饮食和得舒饮食相似的是，麦得饮食强调摄入新鲜的蔬菜和豆类，同时还包括了对特定食物的推荐，例如绿叶蔬菜和浆果。举例来说，虽然地中海和得舒饮食都建议多吃水果，但麦得饮食会明确鼓励吃浆果，并没有特别强调吃所有水果，因为之前的研究表明浆果和认知能力改善具有一定相关性。

麦得饮食鼓励摄入十大类食物，包括：

1. **绿叶蔬菜：** 目标是每周吃六份或更多。

2. **所有其他蔬菜：** 除了绿叶蔬菜，每天至少吃一次其他蔬菜。最好选择非淀粉类蔬菜，因为它们能够在提供大量营养的同时保持低热量。

3. **浆果：** 每周至少吃两次浆果。草莓、蓝莓、覆盆子和黑莓等浆果都具有抗氧化作用。

4. **坚果：** 尝试每周吃五小把或更多一点的坚果。麦得饮食并没有指定要吃哪种坚果，但最好是选择多样坚果，以获得各种营养。

5. **橄榄油：** 使用橄榄油作为主要食用油。

6. **全谷物：** 每天至少吃三份的全谷物，如燕麦粥、藜麦、糙米、全麦面食等。

7. **鱼：** 每周至少吃一次鱼。最好选择脂肪含量高的鱼类，如鲑鱼、沙丁鱼、鳟鱼、金枪鱼和鲭鱼，因为它们含有丰富的 Omega-3 脂肪酸。

8. **豆类：** 每周至少吃四顿的豆类，包括扁豆和大豆等。

9. **家禽：** 每周至少吃两次鸡肉或火鸡，但不鼓励吃炸鸡。

10. **葡萄酒：** 每天不超过一杯。

麦得饮食限制的五类食物包括：

1. **黄油和人造黄油：** 尽量每天吃的不到一汤匙（约 14 克）。可以尝试用橄榄油代替黄油，在全麦面包上抹上橄榄油和香草。

2. **奶酪：** 每周最多吃一次奶酪。

3. **红肉：** 目标是每周不超过三份。红肉包括所有牛肉、猪肉、羊肉和由这些肉制成的产品。

4. **油炸食品：** 麦得饮食强烈反对油炸食品，尤其是快餐店的油炸食品。如果吃，每周不要超过一次。

5. **糕点和糖果：** 包括你可能想到的大多数的加工零食和甜点——冰激凌、饼干、巧克力、零食蛋糕、甜甜圈、糖果等，因为它们含有饱和脂肪、反式脂肪和白糖。

麦得饮食是一个灵活的饮食模式，哪怕你不能吃到目标数量的食物也无需放弃。研究表明即使在中等程度上遵循麦得饮食，也可以降低认知衰退和阿尔茨海默病的发病风险。

不过，正如美国神经外科医生、医学记者桑贾伊·古普塔（Sanjay Gupta）在他的畅销书《逆龄大脑》（Keep Sharp）中所坦陈的，关于什么样的饮食才是最好的，根本不存在共识，即便是专家也不能就观点和事实之间的差异达成一致。此外，我们每个个体都是独一无二的，对某个人理想的饮食方式对另外一个人可能并无明显作用。我们在工作中遇到过这样的个案：某个人即便严格遵循地中海饮食，体重指数（BMI）保持在 21 这样近乎完美的数值，但医学检查却已经发现她有高血脂并处于糖尿病前期；也有人由于过敏，从小到大不吃蔬菜水果，到了晚年也依然精神抖擞且思维敏捷。因此，我们可以做到的是学习和梳理从传统到现代的各种饮食法，从中提炼共识性的内容，结合个体的饮食偏好和需求，在享受食物带来的乐趣的同时，也走在促进脑健康的基本轨道上。

一个真实的故事

当前关于饮食与认知健康的绝大部分研究都是预防性的，已有认知障碍的人能否从饮食中获益往往来自功能医学、生活方式医学专业人士在临床实践中的个案报告（就像你可能已经从一些畅销书中看到的那样），而且这些个案往往是处于轻度认知障碍或早期认知症阶段的人士。那么，已经有中度认知症的人能否从健脑饮食中获益呢？现在让我们来看看英国一位年长的认知症女士通过饮食改善认知的真实故事。

2016 年，82 岁的西尔维娅·哈泽尔（Sylvia Hatzer）被诊断为阿尔茨海默病。西尔维娅的丈夫和大儿子已经去世，她和小儿子马克·哈泽尔（Mark Hatzer）一起生活，相依为命。诊断后的一年对母子俩来说如同噩梦——西尔维娅有三个月的时间因病住院，有时她认不出自己的儿子，也不知道自己身处何方。还有一次她试图打电话给警察，声称她被绑架了，而且是在违背自己意愿的情况下被滞留。医生开出的药物只能稍微改善症状，加上其他疾病，西尔维娅已经用了过多的药物。深陷谷底的马克开始学习阿尔茨海默病的知识，发誓要和母亲一起对抗这种疾病。

通过学习和研究，马克了解到阿尔茨海默病并不是衰老的必然。在饮食和生活方式传统健康的国家，认知症的发病率通常较低。这激发他和母亲从改变饮食入手，摒弃了含有反式脂肪的食品及其他加工食品，把有益于脑健康的食物列入餐单——包括绿叶蔬菜、浆果和鱼。核桃也是新饮食的一部分——马克认为核桃的外形与人脑相似，这是大自然提醒人类的方式。

除了采取新的饮食方案以外，马克和照护团队还一起制定了步行锻炼、认知刺激（包括填字游戏、音乐和阅读）、持续社交以及改善睡眠的计划。几个月后，西尔维亚的照护团队注意到她的认知功能开始变得敏锐，她甚至还记得重要的生日和周年纪念日。朋友和家人也表示他们注意到西尔维亚的情况有所改善，她的医疗团队称她的认知测试成绩也有所提高。

马克承认健脑饮食不是一个神奇的范式，对每个人的影响也会有所不同，但他的确看到母亲从中获益，而且认为这种方法会帮到其他人。他所在的律师事务所的员工正在享受他的知识带来的好处——该事务所的自助餐厅现在提供各种"健脑"菜单和食物。

健脑饮食的建议

在深入阅读各种传统和现代的饮食方法以及神经营养学的相关研究后，我们意识到脑不仅是人体最珍贵的器官，也是一个挑剔的食客。在这里，我们梳理出一些健脑饮食的建议，希望能够给你带来启发，优化你和认知症亲人的饮食。

● 聪明地喝水

水是构成脑和身体的重要元素。脑的 80% 是水，脑中的每一种化学反应都依赖于水。脑对脱水非常敏感，即使是轻微的缺水也会导致疲劳、头晕、头痛、精力不济、思维缓慢，甚至加速脑萎缩。有研究表明每天喝 8~10 杯水（每杯 250 毫升左右）可以保持体内体液的适当比例，还可以提高约 30% 的反应时间和认知能力。

不过，并不是所有的水分摄入都能带来补水的益处。喝一瓶矿泉水和喝一瓶奶茶是不同的，后者含有反式脂肪、白砂糖、防腐剂和色素，对健康无益。我们这里说的"水"是指富含矿物质的白水，例如天然矿泉水和我们家里使用的过滤后的自来水。高质量的过滤器可以去除水中的有害物质，同时保持水中良好的矿物质含量不变。如果觉得白水太过寡淡，可以添加水果片来提升味觉和视觉刺激。

除了喝水以外，我们每天还可以从蔬菜和水果中摄入水分，例如不加糖的天然椰子水、西瓜、黄瓜、生菜和番茄等。

酒精和咖啡的摄入是需要控制的。如果有饮酒的习惯，喝点葡萄酒就好，因为红酒中含有抗氧化剂白藜芦醇。地中海饮食建议红酒的饮用量为男性不超过一天 2 小杯（1 小杯约为 150 毫升），女性不超过一天 1 小杯。但如果原本就没有喝酒的习惯或偏好，也就不需要特意去喝了。一些研究表明适量饮用咖啡可以促进脑健康。"适量"是指每天最多摄入 300 毫克咖啡因，相当于一杯浓缩咖啡或两小杯美式黑咖啡（6~8^①盎司 ）。咖啡的种类也很重要——现煮的浓缩咖啡具有最高的抗衰老能力，速溶咖啡则没有。另外要注意咖啡摄入的时间。睡前 7 小时不建议喝咖啡，以避免影响晚上的睡眠。同理，如果一个人没有喝咖啡的习惯，那就不需要去喝了。

● 摄入好的脂肪

说起脂肪，你可能已经知道脂肪有许多不同的类型：饱和脂肪酸、不饱和脂肪酸（分为多不饱和脂肪酸和单不饱和脂肪酸）、磷脂、胆固醇和糖脂。

人脑除去水分，剩下的干重中有一半以上是脂肪。不过这些脂肪不是用来供给能量，而是用来构建我们的神经细胞或提供支持的。例如，多不饱和脂肪酸中的 Omega-3 和磷脂构成细胞膜，存在于髓鞘中的胆固醇起着绝缘体的作用。由于人脑无法自己产生多不饱和脂肪酸，而脑又在极度渴望，我们就必须从食物中摄取。

对于人脑来说，Omega-3 是最急需也是最好的脂肪。富含脂肪的鱼类（如鲑鱼、鳟鱼、金枪鱼、凤尾鱼和沙丁鱼）和它们的鱼卵（鱼子酱和鲑鱼卵）是 Omega-3 的天然来源。在一些蔬菜、水果和种子类食物中也同样含有 Omega-3，例如核桃、芝麻、南瓜子、菜花、黄豆、浆果等。

和 Omega-3 经常被同时提及的是 Omega-6，这种脂肪酸被认为具有促炎症特性。我们的脑或身体在受伤或感染时会产生炎症反应，免疫系统被激活，而 Omega-6 就参与了这个过程。一旦危险解除，就需要 Omega-3 来参与停止炎症反应。这两种脂肪酸一个促炎，一个抗炎，它们之间的平衡对维持一个健康的免疫系统和神经细胞的健康至关重要。如果 Omega-6 摄入过多，可能会导致不必要的持续炎症，而慢性炎症是认知衰退及阿尔茨海默病的重要机制之一。二者间的平衡取决于我们对食物的选择。研

① 1 盎司等于 1/16 磅，合 28.349 克。——编者注

究表明，Omega-6 和 Omega-3 按照 2:1 的比例摄入是一个理想的平衡。Omega-6 脂肪酸大多来源于高脂肪的动物食品（例如肥肉和鸡皮）和一些植物油（例如花生油、玉米油和葵花籽油）。这也是一些专攻认知衰退的功能医学或生活方式医学专家会建议少摄入肉类和改变食用油的原因之一。

补充人脑必需的脂肪还要吃富含磷脂的食物，包括蛋类和鱼虾蟹贝。我们以鸡蛋为例，一枚 50 克左右的鸡蛋就有含有 1.5 克的磷脂。鸡蛋中的所有脂肪都存在于蛋黄中。蛋黄还含有大量重要的脂溶性营养素，如维生素 A、D 和 E，以及抗氧化剂叶黄素和玉米黄质，蛋黄中的脂肪有助于我们的身体吸收蛋黄中的这些营养物质。除去健康脂肪、多种维生素和矿物质以及抗氧化剂，鸡蛋富含帮助神经元传递信息和形成记忆的胆碱和包括多种氨基酸的完全蛋白质。如此丰富的营养是鸡蛋培育和保护生命的特定使命所决定的。除非对鸡蛋过敏，否则它应该常常出现在我们的餐桌上，而且再也不要把蛋黄丢弃了。

一些研究发现单不饱和脂肪酸也有助于促进认知并降低认知症的风险。很多人都知道单不饱和脂肪酸对心脏健康有益，而对心脏有益的对脑也是有益的。你可以从橄榄油、牛油果以及杏仁、澳洲坚果（也被称为夏威夷果）、腰果、榛子、开心果等坚果中获得单不饱和脂肪酸。

在摄入好脂肪的时候，请记得远离坏脂肪——那些含有反式脂肪的加工食品和油炸类的快餐食品。

● 植物性饮食为基础

无论是长寿地区的饮食还是现有的营养研究都表明，植物性饮食是健康饮食方案的基础。植物性饮食包括蔬菜、水果、坚果和全谷物（粗粮）。这些食物不仅为脑提供能量（葡萄糖），同时还富含维生素、矿物质和植物营养素，可以减少炎症并增强脑的弹性。在每天的饮食中，蔬菜最好能占到一半，而且要换着花样吃，以保持食物的多样性和丰富的营养素。已有研究表明，每天吃 1~2 份绿叶蔬菜的人比很少吃绿叶蔬菜的人较少出现记忆和认知下降问题。

在我们所有的器官中，脑受到"氧化应激"的影响最大。"氧化应激"指的是体内有害自由基的产生，以及我们对抗它们的能力。脑中的自由基越多，对脑的伤害就越大。研究表明富含抗氧化剂的饮食与稳定的脑能量水平和较少的阿尔茨海默病斑块有关。抗氧化剂就是对抗自由基的维生素斗士，其中最有效的是维生素 C、E、β - 胡萝卜素、硒，以及番茄红素和花青素等植物性营养物质。水果富含这些天然抗氧化剂，有助于提高记忆力和精神敏锐度。我们会首选浆果（就像麦得饮食告诉我们的一样），以及低升糖的水果（如百香果、柠檬、橙子、圣女果、猕猴桃等）。在西兰花、卷心菜、菠菜、洋葱、胡萝卜、西红柿等蔬菜里也能找到天然抗氧化剂，这为多吃蔬菜又增加了一个理由。另外，特级初榨橄榄油富含抗炎维生素 E，硒可以从巴西坚果、大米、燕麦、蘑菇和扁豆等植物性来源中获得。

● 保持肠道健康

肠道有着数以万亿计的细菌和其他微生物，构成了我们的微生物群落，帮助我们消化食物、促进新陈代谢、产生一些必需的维生素。肠道菌群还可以代表我们的免疫系统，保护我们免受有害微生物的侵害。近年来，一些科学家发现肠道菌群或许会通过一种特殊的肠 - 脑轴来影响脑功能及心理和精神健康状况。因此，我们在日常生活中需要有意识地摄入让肠道保持健康的食物，包括：

◇ 富含纤维的蔬菜。除了促进胰岛素敏感性和激素平衡，纤维还能够支持消化系统的健康和规律性。西兰花等十字花科蔬菜、浆果等高纤维水果、各种绿叶蔬菜和豆类都是我们可以经常食用的食物。

◇ 益生元。这是对身体有益的微生物的"肥料"，洋葱、芦笋、大蒜、牛蒡根、卷心菜、韭菜、豆类、香蕉、燕麦等都是其很好的来源。

◇ 益生菌。这是能够补充我们微生物群落的有益物质，存在于发酵和培养的食物中，包括奶制品（如酸奶）和蔬菜（如酸菜和泡菜）。

● 女性需要的植物雌激素

一些研究表明女性得阿尔茨海默病的比例显著高于男性。除去寿命更长这个因素以外，绝经期后激素水平的改变也可能会影响到脑功能。

植物雌激素指的是从植物中获得的雌激素。异黄酮和木酚素是两种主要的植物雌激素类型，在人体中起着温养的作用。异黄酮主要存在于大豆中。从大豆等食物中吸收异黄酮比从补充剂中吸收更为安全。日本人喜欢吃的有机发酵大豆（如味噌、豆豉和纳豆）都是很好的食品。除了异黄酮以外，木酚素也可以帮助提高雌激素水平。木酚素主要存在于亚麻仁、芝麻籽、鹰嘴豆、杏子、苹果、山药和橄榄油之中。

● 好的碳水化合物

人脑在工作的时候需要大量的能量，而且依赖葡萄糖作为最重要的能量来源。这意味着我们需要摄入适量的碳水化合物。这些食物最终分解为葡萄糖，其中一部分葡萄糖穿过血脑屏障，被转化为糖原储存起来备用，为神经细胞提供能量。

碳水化合物是一类让人又爱又头疼的食物。低碳水和高碳水饮食都有其坚定的拥护者和部分有利的证据，这很容易让我们在选择饮食方案时感到困惑和为难。从脑的角度来看，我们要保持思维敏捷，就需要在获得足够葡萄糖的时候保持血糖稳定，不能让血糖过高。富含纤维的复杂的碳水化合物是提供葡萄糖并保持血糖稳定的良好来源。这些碳水化合物包括淀粉植物（如山药和红薯）、高纤维水果（如浆果和柚子）和蔬菜（如南瓜和胡萝卜），其他选择包括豆类（如扁豆、鹰嘴豆和黑豆）和全谷物。这也是那些长寿地区的主食选择。

虽然研究表明大量食用精制米面的人得 2 型糖尿病的风险（糖尿病也是认知症的

风险因素）更高，不过我们也要考虑到长久以来国人习惯于吃米饭、面条、包子或粥这样的主食，年长者的咀嚼或消化能力还有可能伴随衰老而下降，因此在调整饮食的时候无需一刀切地走向极端。由于人们对碳水化合物的担忧往往集中在血糖的异常飙升，我们可以采取以下方法来调整主食的摄取：

◇ 把更富营养的食物加入餐食里。例如，在大米中加入小米，把米粥改为菜粥，或者用山药、南瓜替代馒头。也就是说在主食中减少精制米面的摄入。

◇ 调整主食的比例。例如，可以按照"211餐盘法"来规划食物的比例——把餐盘平分为4个区域，其中蔬菜占两份，鱼肉蛋等占一份，主食占一份。

◇ 注意烹饪方式。高温烧烤或煎炸的食物中的蛋白质或脂肪与糖结合后容易形成晚期糖基化终产物（AGEs），而研究表明高水平的AGEs会损害细胞、促进氧化应激和体内炎症，且与很多慢性病相关，其中包括阿尔茨海默病。使用炖蒸煮的烹饪方式有助于降低AGEs的形成。另外，用醋、番茄汁或柠檬汁等酸性成分烹饪肉类也可降低AGEs。

◇ 改变进食的顺序。先吃不升糖的蔬菜和鱼肉蛋，然后再吃主食。

◇ 运用科技手段找到最适合的个性化食物。我们可以通过佩戴动态血糖测量仪，更精准地测量我们所摄入的食物与血糖波动之间的关系，筛选出更加适合我们每个个体的食物并确定摄入量。毕竟同样一种食物和相同的摄入量对每个人的影响都会不同。

> 我给老爸戴了14天的动态血糖测量仪，发现了几个最容易让他突破正常值的主食：馒头、红豆包、苏打饼干和方便面。他吃米饭和饺子就一点事儿没有。这样老妈和我就知道该怎样调整主食了。
>
> 一位女儿

减少不健康食物的摄入

从自然传统的长寿饮食到得舒饮食和麦得饮食，从功能医学、生活方式医学再到神经营养学，我们发现有些食物是被明确列入限制级的：高糖饮料（如可乐、含糖果汁）、高糖食物（如糖果、饼干、甜品、薯条）、含反式脂肪的加工食品以及腌制肉类。健脑饮食并不意味着不吃肉，控制摄入量就可以。地中海饮食允许每个月吃几次红肉，得舒饮食的蛋白质选择以鱼、鸡、鸭等白肉为主，麦得饮食则允许每周吃不超过四次的红肉。年长者及认知症人士更可适当放宽肉类食物的摄入量，毕竟吃到自己喜欢的食物也是生活中的享受之一。关键是要尽可能将给脑造成伤害的食物拒之门外。如果你和家人喜欢甜食，可以考虑用蜂蜜或天然甜味剂（而不是人造糖）来替代白糖。

我们在工作中发现中国长者的饮食模式和西方相比有着很大差异。现代西方饮食模式往往是精制谷物、加工肉类和奶制品的组合，而中国有很多年长者过去长期的饮食模式是大量的米面主食、蔬菜和很少的肉类。这样的饮食模式意味着简单的碳水化合物摄入过多，食物种类少，会导致营养不均衡和部分营养物质的缺乏。之后提倡的低盐低脂饮食又进一步导致维持脑功能正常运转的矿物质和脂肪摄入不足。在我们进入的某些养老机构中，会发现精制米面和粗粮在长者餐食里的占比过高，蔬菜则做得不够诱人适口。这容易诱发血糖波动及胰岛素抵抗，或者恶化长者已有的糖尿病及认知损害。因此，无论认知症人士居家还是在机构生活，照护伙伴都需要制订一个全面均衡、有益于身心健康的饮食方案。

好好睡觉

我们一生中大约三分之一的时间都在睡觉，睡眠、饮食和锻炼构成了维持健康的三大支柱。很多人都有过睡一个好觉以后神清气爽的好感觉。而如果睡不好觉，就可能烦躁易怒，或者做事打不起精神。良好的睡眠是维护脑健康的基本需求。

在睡眠的时候，我们的脑并没有停止工作，而是切换到了和白天不一样的模式，负责完成如下工作：

◇ 释放神经营养素，支持和培育神经细胞。

◇ 把白天学习到的新信息从海马转移到大脑皮质，进行更稳定的储存，维持和巩固新的记忆。同时，抛弃不需要的或不值得记住的信息。

◇ 加速清除脑中累积的潜在神经毒素和代谢废物，包括在阿尔茨海默病大脑中常见的淀粉样蛋白。如果长期睡眠不足，累积起来的毒素和废物将增加得认知症的风险，同时也让认知症人士的脑功能更快退化。

睡眠障碍在老年人群中更为常见，认知症人士出现睡眠障碍的概率还会高于常人，而且常常伴随行为的改变。认知症人士常见的睡眠问题包括：

◇ 需要更长的时间才能入睡。

◇ 夜间醒着的时间变长，睡眠时间变短。

◇ 睡眠中断的次数增加，睡眠质量差。

◇ 睡眠周期颠倒，白天打瞌睡，晚上不想睡或睡不着。

◇ 夜间起来活动或出现躁动。

很多原因可能导致认知症人士出现睡眠障碍，例如睡眠呼吸暂停、昼夜节律紊乱、抑郁、药物的影响、白天缺乏身体运动和有意义的活动、缺乏接触自然光线、影响睡眠的饮食，以及不利于睡眠的居住环境。

支持良好的睡眠

无论对于认知症人士还是他们的照护者，睡眠障碍都是生活中很大的挑战，尤其对于家庭照护者和居家护理员或保姆更是如此，因为没有人能独自承受长期 24 小时不间断的看护任务。因此，照护伙伴需要采取有效的方法，尽可能让认知症亲人和自己都拥有良好的睡眠。

照护伙伴可以尝试的方法包括：

◇ 睡到自然醒。每个人的睡眠时间不同，尽可能遵循自己的作息习惯。

◇ 确保你和认知症亲人每天都能在自然光下活动 30 分钟到 1 个小时，这有助于调节生物钟和昼夜节律，也有助于促进身体生成维生素 D。维生素 D 对维持认知功能及骨骼健康都有帮助。

◇ 如果居住环境中光照不足，可添置日光灯或者白色光线的节能灯来加强照明。暗淡的光线容易在白天带来昏昏欲睡的感觉。

◇ 白天多安排一些活动，例如出门散步、做操、各种兴趣活动等。研究表明，分别在上午、下午和晚上三个不同时间段锻炼的人中，上午锻炼的人睡眠最好。

◇ 白天可以安排午后小睡，以补充夜间睡眠的不足。

◇ 晚饭后不要让亲人过多活动，避免因过度兴奋而影响睡眠。

◇ 监控饮食，限制咖啡和酒精的摄入。咖啡因有阻断睡意信号的作用，而且摄取后会在体内停留相当长一段时间。如果你和亲人有喝咖啡的习惯，建议在睡前 7 小时内不再享用咖啡。另外，睡前不要喝酒。酒精刚开始可能引发睡意，但几小时后就会产生兴奋的效果，影响睡眠质量。

◇ 不要吸烟。

◇ 培养睡前活动规律或"睡前仪式"，例如完成个人清洁、听轻柔的音乐、做冥想或正念练习、做按摩，等等。这些都可以让你和认知症亲人放松身心，以更好的状态准备入睡。

◇ 睡前上厕所，减少起夜的需求。

> 以前，我们强迫认知症长者白天不睡觉，以为白天累了晚上就会睡得更好。结果适得其反，白天不睡觉会引起更严重的疲劳。所以白天可以让长者小睡一次。
>
> 乔琳·布瑞奇（Jolene Brackey）｜认知症照护专家

营造舒适安全的睡眠环境

一个舒适的宜眠环境有助于更快入睡并且睡得更安稳。为此，照护伙伴可以尝试的方法包括：

◇ 确保卧室的温度是凉爽的。20℃左右的室温是适宜的。卧室温度不要太高，否则容易引起燥热，不易入眠。

◇ 为卧室安装遮光窗帘，确保足够黑暗的睡眠环境。

◇ 保持卧室简单整洁。移除不必要的物品，尤其是容易引起困惑或错觉的物品，如立式衣架和镜子。

◇ 注意卧室的隔音。

◇ 在卧室安装人体自动感应灯，同时台灯或顶灯的开关需要在触手可及的地方。如果你们晚上起夜，可以减少因摸黑而磕碰摔倒的风险。

照护伙伴尤其要注意的是，睡前要远离电子设备，例如手机、平板或电脑。人们在使用电子设备的时候会很兴奋，而且这些设备发出的蓝光会抑制褪黑激素的分泌，让人难以进入睡眠模式。

应对夜间躁动

某些认知症人士在睡前或夜间会表现得躁动和不安，难以入睡。这往往会影响照护伙伴的休息。如果你照顾的亲人出现这样的问题，你需要尽最大努力保持冷静，哪怕自己可能已经很疲倦了。要记住，他并不是故意要影响别人的，这都是疾病造成的。

你可以尝试这样的方法：

◇ 保持冷静，努力了解他需要什么。

◇ 如果亲人因为在黑暗中而感觉迷糊、害怕或出现幻觉，你可以打开床头灯陪他坐一会儿，和他轻声说说话，缓解他的情绪。

◇ 如果他饿了，可以给他吃一点简单的食物，例如芝麻糊、米粥等。

◇ 如果他夜里起来在房间里转来转去，可以温和地陪他先坐一坐，问问他需要什么，之后引导他回到床上继续休息。

◇ 如果他因为失禁而睡不踏实，可以考虑让他在夜间睡觉时使用成人尿裤。

◇ 如果他想换个地方睡觉，比如去客厅的沙发上睡，不要说服他一定在床上睡觉，在沙发上休息也是可以的。

认知症人士夜间有可能起来活动，有的可能想进厨房弄吃的，有的可能想外出。为了确保安全，照护伙伴要在临睡前关闭煤气或者天然气的阀门，关闭不必要的家用电器的电源，并且确保大门已经用钥匙锁好。

寻求医疗帮助

如果认知症亲人在睡觉的时候呼吸异常、打鼾声大或喘粗气，白天又表现得疲倦困顿，你需要寻求专业医生的帮助，评估亲人是否存在睡眠呼吸暂停（阻塞性睡眠呼吸暂停综合征），确定睡眠呼吸暂停的严重程度，并推荐治疗方案。

某些身体健康原因会引起认知症人士的夜间躁动，比如疼痛、睡眠周期性腿动、抑郁、泌尿系统疾病或者大小便失禁等。此外，某些药物也会影响他们的睡眠。照护伙伴需要记录亲人出现的睡眠异常情况。必要时，应由医生进行评估和诊断，并提供干预方案。

认知训练，增强认知储备

医学上有个很有意思的发现：有的人虽然脑中出现了阿尔茨海默病的病理（淀粉样斑块和神经纤维缠结），但他们仍然还能维持比较正常的工作和生活，好像并没有遭受太多疾病的攻击；而有的人虽然大脑只是受到轻微损伤，但是在日常生活中却表现出很多缺陷，在记忆和做计划方面有更大的困难。

导致个体差异的一个重要因素很可能就是认知储备。阿尔茨海默病在低文化人群中的发生率较高，可能是由终身低水平的智力刺激所致。而接受过多年正式教育、拥有较高的文化素养，以及经常从事脑力刺激活动的人都有着更高级的认知储备，也就拥有数量更多、功能更强大的突触和神经连接。如果我们有强大的认知储备，就算脑中出现病理性的改变，也能在很大程度上帮助我们抵御疾病的攻击。而增强认知储备的最佳方法就是终身学习复杂的新技能。

脑是一个"用进废退"的器官。当我们不断学习新技能，并通过重复的练习加以巩固，脑就会建立一系列新的神经回路，神经元之间的突触连接获得增强，而且还会产生新的突触，建立和强化新的神经连接。人脑这种后天改变和调整的能力被称为**神经可塑性**。例如，学习一门新的外语可以强化负责语言的脑区。伦敦地区出租车司机脑中海马相对发达的原因就在于他们需要牢记复杂的街区，并且在每天的工作中反复强化。

不过，神经可塑性并不总是这样积极。认知症意味着一种或多种认知功能已经受到疾病的影响。如果什么都不做，认知功能可能丢失得更快。比如，当一位认知症人士在语言方面有困难时，他往往会退回到自己的世界，变得安静。而越是安静，他的语言功能就会变得越差，他将会失去更多的说话能力。而有目的的训练有助于保持认知功能，可以让一个人继续充分地参与生活。对任何人来说，维持独立性并参与生活对幸福感都会有很大的助益。

我们都知道认知症损害的是一个人的认知功能。就像运动是为了强身健体（当然，现在你已经知道运动还能健脑），认知训练是为了让脑得到更多的锻炼，并对缺损的功能进行补救。

那么，什么才算是"认知训练"呢？认知训练活动可以是任何事，从棋牌游戏到阅读写作，从音乐艺术活动到参观博物馆。把认知训练和一个人的日常生活及兴趣爱好关联起来是非常重要的，这会让训练活动变得饶有兴致，容易坚持下去。

> 我让老爸做算术题。他做了两道就烦了，说做这干嘛，又不是小学生。后来，我问他愿不愿意和我玩扑克牌算24分。这个游戏就是我小时候他教我的。老爸很痛快地答应了，和我一起玩了20分钟的扑克牌算术。
>
> 一位认知症长者的女儿

现在，一些医院已经开设了由护士或康复治疗师主持的认知训练服务。在一些城市中，接受过培训的康复专业人员或活动专员也开始在社区或养老机构开展面向认知症人士的认知干预活动，或提供居家训练服务。家庭照护伙伴也可以在专业人员的指导下陪伴认知症亲人一起完成认知训练任务。

有些认知训练活动聚焦在某个单项认知功能，例如训练记忆、计算或语言。这些训练是有意义的，因为在某种程度上能够改善功能。但是单项训练是不够的。我们在生活中要做的事情往往需要同时调用多个脑区，因此，复杂的认知训练活动也很重要。我们就以音乐为例。当一个人一边打着沙锤，一边看着歌词本跟着伴奏唱歌的时候，他的多个脑区都会被点亮——海马参与对歌曲的记忆，杏仁核对歌曲有情感反应，运动皮层和小脑负责手臂的挥舞和动作微调，视觉皮层负责看歌词，听觉皮层负责听伴奏并且感知和分析音调，颞叶负责歌词和旋律，前额叶负责表达，等等。当认知症亲人能够从事比较复杂的认知活动时，他的自信心也将得到更大的提振。

认知训练也包括由认知神经科学专业人员开发的电脑程序。这些"脑力游戏"程序通常会先评估一个人不同的认知领域技能，然后基于测评提供训练方案，并追踪和记录训练过程。一些开发者声称他们的脑力游戏可以延缓衰老或阿尔茨海默病带来的记忆衰退。的确有一些临床试验表明电脑认知训练能够提高老年人的认知表现，但也有些试验的结果是负面的。个别开发者还因夸大效果疑似欺骗而付出了代价，比如著名的电脑认知游戏商 Lumosity 就在 2016 年被美国联邦贸易委员会处以 200 万美元的罚款。从整体看，这类认知训练在改善老年人认知能力方面效果有限。如果我们有半个小时的时间，与其和认知症亲人做电脑程序练习，不如出去散散步或玩点更有意思的桌游。

重要的是，为认知症亲人设计和安排的训练活动要基于他的能力和需求，并且尊重他的意愿和选择。"以人为中心"永远是认知症照护的准则。如果他希望锻炼记忆去记住他认为重要的事情，我们就可以使用"间隔提取法"来帮助他记忆。如果他希望学习使用家里新买的吸尘器，那我们可以把"任务分解"和"间隔提取"结合起来，支持他学习新技能。在第五章《让我们一起玩》里，我们将分享更多与认知症亲人开展各种活动的方法。

降低压力水平与日常放松

"压力"这个词往往有着多种含义，既可以指让人产生压力的事物，也可以指脑和身体产生的生理变化以及背后的神经生理原因。我们在这里先了解三个和压力密切相关的概念：压力源、应激反应和心理压力。

压力源指的是让一个人感受到紧张甚至威胁的刺激物。压力源有可能来自外部环境，也可能来自个体自身。

应激反应指的是压力源所导致的，在脑和身体内产生的一系列神经生理变化。这些变化让人"战斗"或"逃跑"，然后又会让身体恢复受到压力源干扰之前的平衡状态。脑和身体的应激反应是人类进化的结果。应激反应能够让人类应对威胁，尽量提升生存概率，并且在感应威胁的同时保持健康。

心理压力指一个人感觉到环境的要求超出了自身应对能力的程度。研究人员发现一个人的心理状态也有可能激活应激反应，例如感到孤独无依、不被社会接纳、失去自主性、生活缺乏可预测性，甚至失控等。这些都有可能导致一个人承受心理压力。也就是说，无论"威胁"是真实存在的还是想象出来的，脑和身体都可能产生应激反应。

当我们面对压力源的时候，应激反应可以帮助我们维持健康。然而，严重或长期的压力会对健康产生不良影响，尤其会对脑功能产生有害的影响，例如影响学习和记忆、情绪和行为。

压力在脑的老化过程中扮演了重要角色。生理老化与慢性压力源相互作用，容易导致脑容量流失、海马和前额叶皮层受损。事实上，严重或慢性的压力本身也是认知症的风险因素。对于认知症人士来说，他们本身已经在面临记忆、定向、处理信息等能力下降的挑战，如果再加上环境中存在的压力源，他们就会感觉更加难以应对。

研究表明认知症人士生活环境中存在的压力源可能包括：

◇ 周围的人和他们的行为。例如，环境中有很多人，让他们感到难以应付；急性子的人为他们提供照顾，会让他们倍感压力，出现抗拒护理的行为也就顺理成章了。

◇ 环境中的噪音和暗淡的光线。例如，路易体认知症人士在昏暗的环境中更有可能出现幻觉。

◇ 造成混乱或困惑的空间设计。例如，一位后皮质萎缩的非典型阿尔茨海默病人士本来就有视觉解读的困难，站在三面都是镜子的电梯前更会感觉无所适从。

◇ 认知症人士自身的健康和心理状态。例如，疼痛和不适、脱水、感染、负面情绪记忆、抑郁和焦虑的情绪，以及多重药物副作用的影响也会构成压力源的一部分。

雪上加霜的是，认知症人士管理情绪和行为的脑功能较常人有所下降，承受压力的阈值会比较低。他们的杏仁核更容易被外部刺激所激活，发出"战斗"或"逃跑"的指令，让身体快速进入反射性的行动状态；而负责识别和判断"威胁"程度的前额叶却慢条斯理甚至停止工作。这就可能导致他们在不受控制的情况下发生一些对抗性的行为。而照护伙伴因为长年累月的照顾工作也承受着来自身体、精神、财务以及社会上的压力。这些压力如果不能得到释放，累积起来就会伤害到我们最珍贵的脑。因此，任何可以减轻压力的干预措施，对认知症亲人和家庭照护伙伴来说，都能让生活变得更轻松。

作为照护伙伴，你需要学习识别和尽可能消除生活中带给亲人压力的压力源。当亲人处于平和、安宁、无压力的生活环境中时，他就会呈现出比较好的情绪状态，反应式行为也会减少。这也意味着为你的照护工作减轻了负担。

通常来说，你需要从以下几个方面来识别和消除压力源：

◇ 确保亲人的生理需求得到满足，避免饥渴、如厕等问题成为压力源。

◇ 关注亲人的身体健康状况，避免疼痛、不适、感染、血糖、血压等问题成为压力源。

◇ 适当调整生活环境，为亲人提供一个促进认知的支持性环境，降低环境带来的压力水平。这部分的内容请参见第四章的"打造支持性的空间环境"。

◇ 调整和认知症亲人的沟通模式。研究表明照护者及周围人的态度及言语行为是触发认知症人士出现反应式行为的重要原因。改变沟通模式需要时间和过程。当你学习和摸索出了与亲人沟通的有效方法，要让其他参与照顾和支持的人也同样照做。

◇ 调整照护方法。例如，在照顾过程中赋予更多的耐心，给亲人选择的机会，注意手法不要导致痛苦，等等。

◇ 根据亲人的喜好，选择社交活动的规模。每个人的性格和社交偏好都是不同的。有些人性格内向、喜欢安静，有些人性格外向、喜欢热闹。无论家庭聚会还是外出参加社交活动，照护伙伴都要注意控制这些社交活动的规模，避免让认知症亲人超负荷。

如果你察觉到亲人已经出现难以承受压力的迹象，例如面部表情变得紧张、行为躁动不安，你就要暂停正在进行的活动，让亲人有机会休息一下，或者带他离开对他来说过于喧闹的地方。

如果你的亲人正在服用五种以上的药物，你可以和医生及药剂师进行讨论，审核药物的副作用或交叉作用是否会导致身体或心理上的不适，从而给亲人带来额外的压力源。

在日常生活中，你可以和认知症亲人一起做一些放松活动来缓解压力。

● 深呼吸练习

如果你察觉到自己或亲人有紧张焦虑的迹象，例如呼吸急促甚至屏住呼吸，就到了做几次深呼吸的时候了。你可以先为亲人示范怎样做深呼吸，然后你们可以一起按照相同的频率来深呼吸，让新鲜的空气抵达你们肺部的深处，之后输送到脑部。

● 慢速散步

慢慢地散步可以带来更深更慢的呼吸，帮助放松。在散步的时候，你还可以有意识地运用正念技巧。例如，引导亲人专注地看在微风中轻轻摇摆的树枝、正在绽放的花朵、小区景观里的潺潺流水，安静地享受当下。

● 太极

太极是东方养生文化的瑰宝，锻炼人的呼吸、专注力和身体平衡能力。你可以选择简单易学的太极动作，配合冥想音乐，带着亲人一起练习。

● 香薰和按摩

研究表明香薰和按摩都有助于缓解认知症人士的躁动情绪。你可以学习使用精油按摩手法，也可以请你的亲人为你做按摩。请记得认知症亲人也有照顾他人的心愿。

● 冥想

几千年来，世界各地的文化都把冥想作为一种培养身体、心理和精神健康的方式。研究表明冥想不仅可以减轻压力和焦虑，而且对神经可塑性也有着积极的影响。冥想中的呼吸技巧可以减少因老化而导致的脑萎缩。缓慢、深沉的呼吸可以降低心跳速度，将压力融化为平静，同时也能抑制炎症。而慢性炎症已被证明是多种慢性疾病（包括阿尔茨海默病）的风险因素。

冥想有不同的形式，关键是保持开放的心态，去发现最适合你和认知症亲人的练习，以有效减轻压力、改善身心健康状况。在音频或视频网站上有很多冥想音乐资源，其中一些视频资源不仅有令人放松的美妙音乐，还配有纯净美丽的大自然风景。你可以精选你和认知症亲人喜欢的冥想视频资源，投屏到电视上，几分钟的观赏就可能令人心旷神怡。

在这里，我们要为你介绍一种很简单、很容易上手的音乐冥想——Kirtan Kriya——来自昆达里尼传统瑜伽的唱歌冥想。我们取其首字母简称它为 KK 冥想。KK 冥想是目前唯一一种专门针对认知症人士进行过测试的冥想，且已被证明可以减少炎症，改善记忆、睡眠，并提高总体幸福感，适用于认知能力一般和有轻度认知障碍的人士。

KK 冥想简单易行，每天只需练习 12 分钟，吟唱"Sa Ta Na Ma"四个特定发音，并且配合优雅的手指姿势。人们在刚开始练习冥想的时候很容易走神，而 KK 冥想利用吟诵和手指姿势，帮助人们把注意力集中起来，降低被其他念头干扰的概率。

在开始练习之前，你可以在公众号"乐知学院"或 QQ 音乐找到 KK 冥想音乐并收藏起来，方便在练习的时候播放。

KK 冥想的练习步骤如下：

1. 以轻松的姿势坐在椅子上或者沙发上，保持颈后伸直，下巴略微内收，背部挺直，尽量让头和上身保持在一条直线上。

2. 把双手放在膝盖上，掌心向上。

3. KK 冥想有四个发音——Sa，Ta，Na，Ma，循环往复。唱 Sa 的时候，拇指碰食指；唱 Ta 的时候，拇指碰中指；唱 Na 的时候，拇指碰无名指；最后唱 Ma 的时候，拇指碰小指。

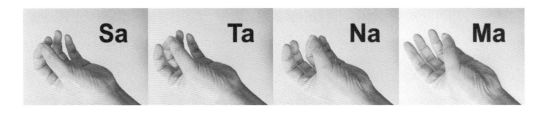

4. 12 分钟的练习按照一个结构化的顺序进行：大声唱诵 2 分钟——低声吟唱 2 分钟——默唱 4 分钟（不发出声音、默默地唱）——低声吟唱 2 分钟——大声唱诵 2 分钟——结束。

5. 结束时吸气，双臂向上伸展，然后呼气，放下双臂，放松片刻。

KK 冥想还有一个额外的好处，那就是它在女性身上取得了明确积极的测试结果——要知道我们大部分的照护伙伴都是女性！在美国进行的一项研究调查了 161 名有阿尔茨海默病风险的女性，她们有的已经在经历健忘，有的已经被诊断为轻度认知障碍，有的因为肩负的照护责任而面临压力。经过 2 到 4 个月的 KK 冥想练习之后，那些每天练习的人的脑血流量增加了，整体认知功能也有所改善。如果我们每天早晨吟唱 12 分钟就会让脑变好一些，这不是一件很好的事吗？

保持积极的社交

人是一种社交动物。活跃的社交活动也是一种认知刺激，可以促进新的神经元生长并加强突触连接，帮助人脑创建新的神经通路，而这些神经通路反过来又支持人的社交行为。这也正是神经可塑性的美妙之处。当一个人能够融入社会、经常与人打交道，就可能放缓其认知衰退的进程。反之，长期的社交孤立和慢性孤独会影响到生理应激反应、睡眠、血压、炎症过程和免疫系统，进而影响身心健康。

事实上，社交孤立也是认知症的风险因素之一。不幸的是，很多认知症人士以及他们的家人在被诊断为认知症之后就处于一种社交孤立的状态。因此，就算得了认知症，我们也需要像保持身体和脑的活跃那样，继续锻炼我们的社交能力，与他人建立友谊，保持社交网络的强大和灵活。

这里是保持社交活跃的一些方法：

◇　鼓励亲友前来探访，与认知症亲人一起活动。这也能让照护伙伴得以喘息。亲友探访和活动的方法请参见第二章的"探望认知症亲人的技巧"和第五章《让我们一起玩》。

◇　和认知症亲人一起参加社区活动，让他们有机会参与能够发挥其技能和优势的兴趣小组或志愿活动。

> **我妈妈在养老院参加手工香皂小组。当我拿到她亲手为我们一家人做的香皂时，我感动得眼泪都要掉下来了。**
>
> 　　　　　　　　　　　　　　　　　　　　　　　　一位认知症长者的女儿

◇　参加认知症家庭联谊活动，让你和认知症亲人在一个充满理解和包容的社交环境中与其他人建立友谊。

> **记忆家开放社区日间暂托服务的第一天，两位已经失语的认知症长者坐在沙发和轮椅上彼此微笑、打手势，然后咿咿呀呀地交流。我们虽然听不懂他们的话，但是能明白，他们已经建立了友谊。**
>
> 　　　　　　　　　　　　　　　　　　　　　　　　　　　　　一位社工

◇ 与其他认知症家庭结成同伴互助关系，定期彼此走访，或一起进行逛公园、外出就餐等活动。

◇ 根据亲人的兴趣和能力，带她参观有意思的展览活动。

> 我有一次带妈妈和女儿一起去参观浦东那里的一个展览。丰子恺的漫画勾起妈妈对幼时生活的很多回忆，女儿也知道了很多老上海的故事。那天我们都特别开心。
>
> 　　　　　　　　　　　　　　　　　　　　　　一位认知症长者的女儿

◇ 根据亲人的兴趣，带她参加学习或活动小组。认知症人士并没有失去所有的学习能力，只要是他们有兴趣的事情，在一个充满鼓励和肯定的社交环境中，他们依然可以学着做有意思的事情。

> 我妈妈最喜欢参加社区老年中心的绘画小组活动。她在画画的时候特别专注，她的作品也很有创意。我很为妈妈自豪。
>
> 　　　　　　　　　　　　　　　　　　　　　　一位认知症长者的女儿

在保持社交的同时，我们对人际关系也要有所选择。并非所有的社会关系都是积极的。要远离那些给你和亲人带来负能量的人，他们只会带来压力或负面情绪，反而会影响到你和亲人的身心健康。你们的人际关系应该是让你们感到愉悦和安全的。社会关系不在于数量，而在于质量。

我是母亲的主要照顾者。她和我们一家住在一起，我太太和女儿也尽心尽力地参与照顾。但我有个表姐，一来我家就指责我们这个没做到、那个没做到，这让我们都很痛苦。后来，我们就谢绝了她的探访。

一位认知症长者的儿子

社交活动的规模要符合认知症亲人的能力，避免因为过度刺激而带来压力，触发情绪和行为的变化。活动的选择要基于亲人的兴趣和意愿，不要强迫亲人去做违背其意愿、不喜欢或没兴趣的事情。观察她对某一项活动的非语言反应，你就可以知道这个活动是否适合她。在活动过程中注意她的表现和反应，多给她鼓励和肯定。当她表现出疲劳或没有兴趣的迹象时，请及时停止活动，让她休息一下。

做好疾病与健康风险的管理

认知症人士和其他人一样，都可能会出现某些身体健康问题。但由于脑部疾病的影响，他们往往有着更高的健康风险，例如跌倒、骨折、口腔疾病、睡眠障碍、营养不良、体重减轻、癫痫、谵妄、脱水、尿路感染、便秘、吸入性肺炎、感染等。在健康方面，他们是更为脆弱的一个群体。同时，认知症人士往往无法清楚地描述自己正在经历的不适。如果他们的躯体疾病不能得到及时的治疗和控制，轻则加重认知混乱、触发情绪和行为的改变，重则危及生命。

认知症人士健康风险的管理与针对认知障碍的治疗同等重要。

罗伯特·杨｜全科医生

为亲人做好慢病及健康风险的管理，尽可能维持他们的身体健康是非常重要的。照护伙伴需要了解认知症会带来哪些更高的健康风险，学习如何及时识别亲人身体不适的迹象，在寻求医疗帮助的时候成为亲人的代言人。

慢性疾病的日常管理

如果认知症亲人同时患有其他慢性疾病，如高血压、冠心病、脑卒中、糖尿病、甲状腺功能障碍等，照护伙伴需要确保这些疾病得到必要的治疗，因为这些疾病中有些是认知症的风险因素，有些则会导致认知功能的进一步恶化。如果你的亲人同时患有多种疾病，你就要和医生合作，帮助亲人做好疾病管理。老年科医生是一个比较适合的选择，他们更擅长处理老年人的共病和多重药物管理。

防范跌倒

认知症人士是跌倒的高风险人群。除了老年人群常见的身体衰弱以外，导致认知症人士更容易跌倒的原因包括：

◇ 脑部疾病的影响。认知症有可能损伤一个人的视觉空间功能、本体感觉和运动功能，导致移动、行走的协调及平衡出现困难。

◇ 药物影响。有些药物会增加跌倒的风险。如果亲人正在服用的某些药物会带来疲劳、头晕或肌张力改变等副作用，就要考虑防范跌倒的风险。必要时，需要向医生及药剂师咨询是否可以考虑处方精简。

◇ 环境因素。导致跌倒的环境风险因素包括照明不足、物品摆放杂乱、缺乏稳固的家具或扶手来帮助保持平衡、地面不平整不防滑，或者有刺眼的眩光，等等。

◇ 其他因素。例如，亲人的鞋子不跟脚，使用的辅具或设备不安全等。

照护伙伴可以从改进照护方法、优化环境和加强锻炼这三个方面入手，尽可能降低跌倒的风险以及跌倒所带来的伤害。其中，帮助亲人保持身体活动能力是十分重要的。因为他越是不动，就越可能跌倒受伤。前文介绍的奥塔戈训练和椅上瑜伽都是很棒的力量与平衡运动，你可以与认知症亲人在家经常练习。

防范脱水

我们的身体必须有足够的水分才能运转正常。但由于认知和身体功能的衰退，有的认知症人士可能忘记要喝水，有的可能无法确切表达自己想喝水的需求，有的可能无法启动喝水的任务，有的可能失去口渴的感觉，有的可能发生吞咽困难，有的可能因为身体或医疗原因导致水分大量流失，等等。诸如此类的情况都让认知症人士有更高的脱水风险。

你可以尝试以下方法，来降低亲人脱水的风险：

◇ 注意亲人脱水的迹象及风险。例如：很少喝水、呕吐、腹泻、尿液呈深黄色或发黑、发热、潮红、脉搏加快、口腔干燥有口气、嘴唇发白干裂、皮肤失去弹性或出现瘀斑、头晕或头昏、迷糊、突然产生幻觉，等等。

◇ 频繁提醒亲人喝水。例如，把水递给亲人，在环境中放置水壶、水杯和提示饮水的图文卡片等。

◇ 选择能够补充水分的食物。例如含水量高的水果、蔬菜和汤水。

◇ 可以把水果和蔬菜打成汁，或者在白水中添加柠檬片、黄瓜片、薄荷叶、草莓等蔬果。这能让一杯水看上去更有吸引力，而且口感更好。不少老年人喜欢喝有甜味的饮品，你可以用天然甜味剂代替白糖。

◇ 向医生和药剂师咨询，审核亲人是否在服用会增加脱水风险的药物。如果存在这种情况，医生有可能考虑换药，也有可能给你一些促进饮水的建议。

特别需要注意的是，即便是那些自理能力保持得不错的认知症人士也有可能存在脱水的风险。

改善便秘

认知症人士容易出现便秘的原因包括身体不怎么活动、运动量少，水分摄入过少，吃的食物不利于排便，某些药物的副作用，等等。如果你的亲人有便秘的问题，你可以尝试这样做：

◇ 引导她进行身体锻炼，比如散步、做操等。

◇ 确保她每天都能摄入充足的水分。水分的来源除了直接饮水外，还可以补充水果、汤、花草茶、各种粥品等。

◇ 增加富含纤维素的食物，例如芹菜、南瓜、萝卜、红薯等。

◇ 必要时，请医生开出缓解便秘的药物，引导亲人按医嘱服药。服药后要观察亲人的大便情况。如果大便已经恢复正常就要停药，避免出现因为腹泻而导致脱水或来不及上厕所的情况。

识别谵妄，及时治疗

谵妄是一种在老年人群中常见的医学问题。由于高龄、脑部病变、合并其他身体疾病以及多重用药等原因，有认知症的年长者是谵妄的高危人群。

谵妄指的是一个人的精神状态出现急性的波动性改变，比如突然出现意识清醒程度降低，注意力无法集中，定向混乱，情绪激动或呆滞，睡眠和清醒的周期混乱，常常伴随着妄想和幻觉，等等。其中的某些表现（例如幻觉、定向混乱、躁动不安等）和认知症的症状有相似之处，容易被误认为"精神行为症状"发作。因此，认知症人士的谵妄容易被忽视，甚至被不当处理（比如使用镇静类药物和抗精神病药物）。谵妄如果不能得到及时识别和准确治疗，可能带来更高的健康风险，甚至威胁到生命。

家庭照护伙伴如果发现自己照顾的认知症亲人出现疑似谵妄的迹象，需要及时就医，避免潜在的身体疾病恶化，危及生命安全。通常来说，老年科的医生更适合治疗老年及认知症人士的谵妄。

虽然谵妄是一个医疗问题，但是家庭照护伙伴可以采取一些方法来降低亲人谵妄的风险：

◇ 预防感染、脱水或便秘，保证饮食和营养摄入。

◇ 留意亲人在身体、精神和行为方面突然发生的变化。

◇ 如果亲人在服用五种以上的药物，可以向医生咨询哪些药物是必须吃的，哪些是可吃可不吃的，哪些药物会有交叉副作用。尤其当亲人进入晚期时，需要考虑处方精简。

识别疼痛

世界卫生组织和国际疼痛研究协会将"疼痛"定义为：疼痛是组织损伤或潜在的组织损伤所引起的不愉快的感受和情感体验。

认知症亲人和我们一样都会有疼痛的感受。由于语言功能受损，他们可能无法清楚地表达自己的疼痛感，无法确切说明疼痛来自身体哪个部位。如果得不到照护伙伴的关注、理解和帮助，他们的痛苦感就会加重。另外，认知症亲人可能有他们惧怕的早年疼痛体验的远期情感记忆，可能会使晚年的疼痛变得更加难以忍受。如果疼痛不能得到及时的识别和治疗，有可能会触发亲人的行为改变，进而可能导致不必要的抗精神病药物的使用。未被治疗的疼痛可能会导致亲人的恐惧、挫折感、焦虑、失眠及烦躁不安，对他们以及照护伙伴的生活质量也将产生负面影响。

如果你在生活中发现自己的认知症亲人出现明显的行为改变，你就需要想一想她是否正在经历疼痛以及由此带来的痛苦。

认知症人士最为常见的疼痛原因是关节和骨骼肌肉的疼痛不适。其他导致疼痛的身体原因包括痛风、便秘、压疮、牙疼或口腔溃疡、膀胱炎症、尿潴留、胸痛、胃溃疡，等等。你需要了解你的亲人是否有可能导致疼痛的上述病因。医生有时会为患者的疼痛开出药物处方，需要你遵照医嘱协助亲人做好疼痛管理。

疼痛是一种主观性很强的个人体验。如果认知症亲人对你诉说她感受到疼痛，要相信她的话，排查是什么部位、什么原因导致了疼痛。必要时安排就医。

如果亲人已经无法用语言清晰表达，你可以从以下几个方面来观察亲人是否正在经历疼痛：

◇ 她是否呻吟、哼哼或者哭泣。

◇ 她的面部是否有痛苦的表情，比如眉头紧皱、眼睛眯起或闭上、脸颊抬起、嘴唇张开，等等。

◇ 她的身体语言是否有所改变，比如坐立不安、总是护着身体某个部位。

◇ 她的行为是否有改变，比如拒绝吃东西、减少走动。

◇ 她有没有出现一些生理变化，比如体温、脉搏和血压超出正常范围、出汗、脸色苍白、呼吸急促。

◇ 躯体方面是否有变化，比如皮肤有没有破损红肿、关节有没有畸形，等等。

在疼痛照护方面，预防是首要任务。为亲人提供日常生活照护时的动作要温和，避免造成痛苦，同时要采取措施降低感染、压疮、跌倒等容易导致疼痛的风险。

当慢性疼痛发生的时候，非药物的方法通常是有帮助的，比如帮助亲人放松、做适量的身体活动、湿热敷，以及改变体位。

医生需要根据亲人的疼痛情况和过往镇痛药使用情况来决定是否采取药物治疗，以及确定药物的类型和剂量。如果采取药物治疗，必须综合考虑所有的药物副作用，包括那些影响认知功能的副作用。医生有时候需要先排除患者疼痛的临床原因，再决定是否采取镇痛药处理急性疼痛。例如，亲人发生急性腹痛，医生会先判断是否为阑尾炎而需要进行手术。

识别其他身体不适的迹象

身体不适和疼痛一样都是导致认知症人士出现行为改变的重要原因。这里列出一些身体不适的常见迹象。如果照护伙伴发现亲人出现这些迹象，请及时寻求医疗帮助。

◇　突然一下子变得很糊涂。

◇　情绪或行为发生很大变化，比如呻吟、喊叫、抗拒做以前愿意做的事情。

◇　突然出现抽搐、晕眩、幻觉或跌倒。

◇　突然不能说话或活动身体。

◇　呕吐或腹泻。

◇　大小便突然失禁。

◇　突然变得无精打采、容易犯困甚至嗜睡。

◇　发烧，体温超过 37.5℃。

◇　身体任何部位出现肿胀。

◇ 吃东西时吞咽困难，或伴有咳嗽。

◇ 体重在短期内快速下降。

◇ 不断咳嗽、呼吸急促或呼吸困难，等等。

请记住，从现在起，你就是亲人的健康守护神了。

4

在日常生活中促进独立与尊严

- 关注亲人的现有能力和优势
- 支持亲人的独立性
- 尊重她的意愿和选择
- 打造一个支持性的空间环境
- 支持认知症亲人的记忆
- 饮食照护
- 协助如厕和失禁照护

你替我做的每一件事，就是夺去了我做这件事的能力。请帮助我，让我自己做。

玛利亚·蒙台梭利（Maria Montessori）| 教育家

每一天，从清晨到夜晚，认知症亲人和我们一样要经历起床、上厕所、梳洗、吃饭、做家务、休闲、锻炼、洗浴、睡觉等日常生活。由于疾病的影响，他们的执行功能会有所下降，在完成一些日常生活任务时可能会遇到困难。照护伙伴要根据亲人的特点和需求，提供妥善的照顾和支持。

关注亲人的现有能力和优势

我们常常听到的都是认知症人士不能做的事。不过，如果真的花时间去了解他们，我们可以发现他们其实还保留着很多技能，还可以做很多事。照护伙伴的一个重要任务就是观察认知症亲人还保留着哪些能力，他们在做什么事的时候反应良好，然后在日常生活中鼓励亲人尽可能去发挥这些能力。

我们可以从感官、运动、认知和社交四个维度来观察亲人依然保留的技能。

感官技能

我们需要通过视觉、听觉、触觉、嗅觉和味觉来与外部世界建立联系。认知症人士会经历记忆、思考、语言等方面的功能下降，有些还可能因为衰老或认知症的影响而出现感知觉的缺损。但感官仍然是他们与世界保持连通的媒介，感官技能一直能够保持到生命的最后。

在生活中，你可以去观察认知症亲人对哪一种或者哪几种感官刺激会有积极的反应——她喜欢什么颜色？喜欢看什么花儿或者绿植？喜欢什么样的绘画作品？或者，喜欢看电影吗？喜欢听什么类型的音乐？会不会乐器？喜欢唱歌吗？喜欢摸毛茸茸的毯子吗？喜欢抱娃娃吗？喜欢柠檬的味道，还是薰衣草的味道？喜欢黄油烤面包的香味吗？喜欢甜品吗？平时吃菜喜欢放辣椒吗？

当你了解亲人的感官技能和感官偏好时，你就可以在生活中通过感官活动，唤起她愉悦的感受。

运动技能

一个人的运动能力是神经系统和肌肉共同作用的结果，包括大运动和精细运动两个方面。大运动也被称作粗大运动，主要是身体四肢和躯干部位的大肌肉群所参与的运动，比如走路、跑步、跳跃、翻身、坐立、拍球、投掷等。精细运动是指主要调动手和手指等部位小肌肉和小肌肉群的运动，比如拿筷子吃饭、用梳子梳头、写字和画画等。

运动需要力量、控制、协调和灵活，而且往往会动用到多种认知能力。例如，画画需要视觉、注意力和多步骤的计划及执行力，穿衣服则需要视觉、空间感、选择和排序能力。

你可以在生活中观察到亲人所保留的运动技能——他还能独立行走吗？他的平衡能力如何？他穿衣服的时候还能自己系扣子、拉拉链、系鞋带吗？他还能端起热水壶吗？还能往杯子里倒水吗？他还能用筷子吗？如果筷子用不好了，勺子呢？如果勺子也用不好，能端起杯子吗？用手直接抓食物呢？他喜欢什么运动？对哪些锻炼项目反应良好？

通过观察细节，我们就可以尝试着多和亲人一起做事，尽可能发挥他们现有的运动技能，或者进行有目的的训练，帮助他们恢复或维持功能。

认知技能

仅仅依靠一些神经心理评估工具（比如 MMSE、MoCA 或画钟测验）来了解一个人的认知技能是远远不够的。我们要在生活中观察亲人的实际认知技能——他以前认字吗？他现在还能理解简单的书面文字吗？还能阅读吗？还能朗诵吗？还能对不同的物品进行分类或配对吗？他的语言沟通能力如何？他喜欢讲过去的故事吗？他的判断力怎么样？他能表达自己的好恶吗？他的观点是不是有意义？他还能找到自己的房间吗？还能找到卫生间吗？他喜欢参加音乐和艺术活动吗？愿意尝试学习新东西吗？

要记住，认知症不会夺去一个人所有的认知技能，认知症亲人只是某些技能出现了某种程度的缺损。这样一来，我们就能想办法尽可能发挥他们的现有认知技能，同时悄悄地去弥补他们的缺损。

社交技能

美国乔治敦大学心理学荣誉教授史蒂文·R. 萨瓦特（Steven R. Sabat）长期研究认知症人士的认知和社交能力。萨瓦特早在 2001 年就指出，认知症人士在爱、情感、友谊和幽默等方面的表现远比神经心理学测试中所检测的功能复杂得多，这些特征在评估认知症人士的能力时应该得到高度重视。

无论亲人生活在社区还是养老机构，他们都身处一个社交环境当中。我们需要观察他们还保留着哪些社交技能——她会不会向家人和邻居问好、打招呼？她喜欢认识新朋友吗？她喜欢独处还是喜欢热闹？喜欢交谈吗？她是不是还保持着幽默感？她愿意帮助或/和照顾他人吗？她喜欢参加哪些主题活动？参加活动时对家人、同伴或工作人员是否友好？

> 我有一次在养老院陪伴一位卧床的认知症长辈。我们一起聊天，我为她轻轻擦脸，做手部按摩。她的身体很赢弱——外面已是炎夏，她在房间里还需要盖被子。在我和她轻声道别的时候，她伸出手摸着我的手臂，慢慢地说："你只穿短袖，你会冷吗？"我在那一刻切身感受到，她就算到了认知症的晚期，也依然保留着关心他人的能力。
>
> 洪立

重要的是，不要落入只看疾病和缺损的陷阱，不要因为亲人做不好的事而失望，而是要充分发挥她的现有能力，为她、也为你创造更多的成功。

支持亲人的独立性

当我们谈到认知症亲人的独立性时，我们不是说要让他们独自生活，也不是要让他们疲于应付各种日常琐事。我们说的是赋予他们机会去做他们力所能及的事。

认知症的确会影响到一个人的日常生活，记忆、定向、思考、执行功能的下降使他们在完成一些看起来很简单的任务时遇到困难，比如找不到自己的钱包，不知道挑选什么食物，在穿衣服的时候搞错顺序。"简单粗暴"的做法就是接管这些任务，代替他们做事。这种情况在养老院里更为常见，例如，为了让长者更快地完成吃饭这个任务，护理员干脆直接喂饭。这样做会导致两个后果：其一，认知症长者无法积极参与生活，因为有其他人代替他们做决定和做事情；其二，因为缺少生活参与和做事的机会，他们会失去做事的能力。

想象一下，如果总是有人替自己穿衣服，他们就可能更加回想不起来穿衣服的步骤，进而可能完全丧失穿衣服的能力。这就是认知症照护中常见的、并非由疾病本身所导致的"过度残疾"。

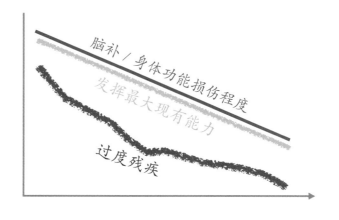

支持亲人的独立性，意味着我们要始终为他们提供尝试的机会，发挥他们的现有技能，帮助他们尽可能独立地完成生活任务，哪怕需要花费更长的时间。如果他们在做事的过程中有某个环节遇到困难，我们可以根据具体情况，通过必要的口头提示、动作示范、身体支持等方法来帮助他们解决问题，避免让他们感到沮丧。重要的是，无论结果如何，认知症亲人都有机会参与其中。

以穿衣服为例。每一位认知症人士的穿衣功能都不一样。我们可以从以下细节来观察亲人的功能，以便确定具体的支持需求和方法：

◇　她是否知道需要更换衣物？

◇　她能找到存放衣服的地方吗？

◇　她能打开柜门或抽屉来取衣服吗?

◇　她能选择这一天需要穿的所有衣物(包括内衣、外衣和鞋袜)吗?

◇　她能自己脱掉脏衣服吗?

◇　她知道穿衣服的顺序吗?

◇　她能分出衣服的正反面吗?

◇　她能搞清楚肢体和衣服的空间位置关系吗?比如将胳膊对准袖口。

◇　她能穿好内衣和外衣吗?

◇　她能扣好衣服纽扣或拉上拉链吗?

◇　她能穿好袜子和鞋子吗?

下面的表单列出了从简单到复杂的支持需求及方法,你可以根据亲人功能状况的不同来提供必要的协助。

协助认知症亲人穿衣服	
1	**她可以独立完成任务。** 功能:她可以在没有任何帮助的情况下选择合适的衣物并穿戴整齐。 支持方法:鼓励她尽可能独立完成任务,并予以赞美。
2	**她可以在为其准备好的环境下独立完成任务。** 功能:如果环境里有相关提示、衣物摆放方式简单易识别,她就可以选择合适的衣物并穿戴整齐。 支持方法:精简衣柜里的衣物,方便她选择;在抽屉柜上贴上图文标签,引导她找到合适的衣物。

续表

3	**她可以在你的陪伴、鼓励和提示下完成任务。** 功能：能够完成穿衣的身体动作，但有时不知道怎样选择合适的衣服，穿衣顺序不一定对，注意力容易分散，影响穿衣速度。 支持方法： ·提供选择——例如挑两件不同颜色的开衫请她选择。 ·陪伴和鼓励——例如边看她穿衣边说："您穿这件毛衣很漂亮！" ·帮助排序——等她穿好一件，你再为她提供下一件。 ·走神时提醒——轻轻触碰或口头提示，帮助她集中注意力，继续穿衣服。
4	**她需要照护伙伴提供一些身体协助来完成任务。** 功能：身体的部分运动技能受损，在穿戴衣物的一些环节遇到困难，例如手臂活动不太灵便，无法准确地系扣子，手无法够到脚而穿不上袜子，脚无法对准鞋子踩进去。 支持方法：帮助她完成无法完成的那部分任务，例如，你可以握着她的手，帮她把毛衣袖子穿上；抬起她的腿，帮她把鞋子穿好。另外可以为她准备宽松、更容易穿脱的衣物，降低任务难度。例如，开衫比套头衫容易穿脱，一脚蹬的鞋子更容易穿脱且无需系鞋带。
5	**她完全依赖你完成任务。** 如果上述方法都无法帮助她完成穿衣任务，这时候你就需要全面接管了。要注意在照护过程中尽可能让她感觉舒适，不要造成痛苦。

在支持亲人完成各项生活任务时，我们还要把她的习惯和偏好考虑进来。比如，她喜欢穿什么颜色的衣服，哪块丝巾是她最喜欢的；她在出门的时候是不是习惯涂口红、化淡妆；她喜欢吃什么，不喜欢吃什么，绝对不吃的东西是什么；她喜欢每天洗澡还是隔几天才洗一次，喜欢淋浴还是盆浴；她的睡眠习惯是什么，是夜猫子还是百灵鸟……这些点点滴滴的细节直接关乎亲人的生活质量，你可以在日常照护中把这些细节都记录下来。如果有一天你需要找居家服务人员来帮忙，或者决定将亲人送入养老院生活，这些信息将帮助新的照护伙伴更深入地了解你的亲人，并提供更好的服务。

尊重她的意愿和选择

说到"尊重"，乍一看你可能觉得这有什么做不到的呢，认知症人士也是人，应该得到尊重。但是在实际生活中，认知症人士的意愿和选择往往得不到重视。这可能来自社会上对"痴呆"的刻板印象和偏见。由于认知症人士不能从常规意义上为社会做出贡献并且往往无法为自己代言，他们的想法和意见很容易被忽视。他们通常被认为已经丧失判断力和做出明智决定的能力，因此在生活中由其他人代替他们拿主意的情况比比皆是。他们可以了解诊断结果吗？他们知道自己吃下去的都是什么药吗？他们能自由地在熟悉的街区走一走吗？如果在养老院生活，他们能参与讨论自己的照护计划吗？能按照自己的作息习惯睡觉和起床吗？答案往往是否定的。

作为成年人，我们每天都在做出选择——穿什么衣服，吃什么东西，完成什么工作，参加什么活动。能够按照自己的意愿和选择过日子会让我们感到生活的可控、生命的自主和尊严。认知症人士也都是成年人，他们拥有丰富的生活经验，他们的人生一直与自由、责任和选择相伴。一些专业人员把认知症人士的功能退化与不同年龄段的儿童做比照：轻度认知症类似于 8 至 12 岁的儿童，中度与 5 至 7 岁儿童相似，重度与 3 至 5 岁儿童相似，重度且伴随多项身体失能的认知症人士则与年龄小于 2 岁的儿童相似。这种说法很容易误导照护者——无论在家里还是在机构，我们常常可以听到有人说认知症人士像孩子一样，也常常可以看到一些人用居高临下或像对待孩子一样的语气对认知症人士说话。

认知症会影响沟通以及信息的保留和提取，但不是一个人的成熟度；记忆、思考和执行方面的困难也不会让人变得幼稚化。我们所照顾的认知症人士仍然是我们的同龄人和长辈，我们需要以尊重之心待之。如果他们的意愿和选择经常被忽视、被剥夺，"自立"或"独立性"也就不复存在。我们可以做到的是在生活中根据认知症亲人的能力提供选择的机会。例如："您想吃馄饨，还是豆腐脑呢？""您想帮我插花，还是叠衣服呢？"这些点点滴滴的关照都会让亲人感受到自己是被尊重的，带来"我的生活我做主"的好感觉。

在简单的生活事务中为亲人提供选择相对容易，不过照护伙伴常常会遇到更为复杂的情况，例如认知症人士不肯服药。

记得有一年，罗伯特·杨医生来中国参加一个老年医学会议。当时就有来自养老机构一线的护理人员提问：认知症长者不肯服药怎么办？现场有资深护师建议，如果药物剂型允许（不是缓释剂或肠溶片），可以尝试把药碾碎，放在食物或饮料里让病人服用。杨医生当时就温和地提出了异议。

他说：每个个体都是不同的，我们首先要了解这一位认知症人士不肯服药的原因，我们至少要给她一个表达自己意愿和想法的机会。在他多年的认知症疾病管理临床实践中，从诊断、披露诊断结果到药物治疗方案以及照护方案，他都会询问病人是否愿意了解，是否希望表达自己的意见并参与决策。以披露诊断结果为例。他认为病人有权选择了解或者拒绝知道诊断结果，他会根据病人的意愿和选择来斟酌怎样与之沟通。再以药物为例。首先，他会告知病人及其家庭照护伙伴关于每一种药物的益处和可能的副作用。如果病人拒绝服药，他会听取病人的想法，考虑是否有其合理的原因，之后可能会与药剂师一起重新评估和确定药物的益处、必要性、风险及替代方法。把药混入食物或饮料一定是最后的选择，而不是首选方案。

> 尊严在于自主，在于能够做出决定，按照自己的意愿塑造自己的生活。当人们开始经历认知症时，他们并不会迷失自我。只有当我们剥夺他们的尊严、不承认他们仍然拥有的技能和偏好时，他们才会失去自我。
>
> 朱迪·康尼什（Judy Cornish）| 认知症照护专家

打造一个支持性的空间环境

随着对认知症照护研究的深入，专业工作者越来越意识到物理环境（也就是认知症人士的生活空间）会对认知症人士的感受、生活的独立性及功能水平产生影响。好的环境能够促进认知症人士的独立性，帮助他们更好地发挥功能；而糟糕的环境可能会对认知症人士造成不必要的失能体验。

大多数认知症人士都希望尽可能长时间地居家生活。但是，很多家庭在装修的时候并未考虑过衰老及认知缺损对环境可能会提出新的要求，更想不到有一天自己或亲人会被诊断为认知症，因此，即便生活在自己熟悉的家里的认知症人士也有可能遭遇环境带来的挑战。比如，衰老本身就有可能带来视野变窄和视力下降的问题，如果再加上大脑无法正确解读视觉信息，认知症人士就可能看不清楚环境或找不到物品，而且还会增加跌倒的风险。

一个支持性的空间环境能够帮助认知症亲人更好地感知、理解并使用环境，让她生活得安心、舒适和自在，尽可能维持和发挥她的现有技能，同时也减轻照护伙伴的照护压力。我们在这里从多个维度为你提供居家环境的改善建议，你可以根据实际情况采纳并制订可行的改善方案。

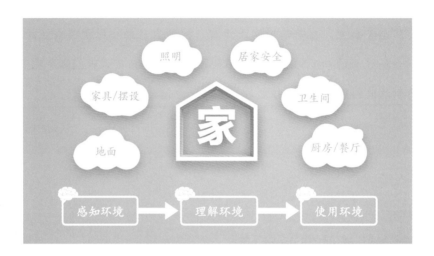

改善照明

> **如果你只打算改变一件事，那就增加家里所有灯泡的功率。**
>
> 琼·安德鲁斯（June Andrews）｜认知症专家

照明包括了自然光和人工照明（也就是灯光）。良好的照明可以让认知症亲人看得更清楚，更好地理解自己在家里的方位，更容易找到物品，减少跌倒的风险。明亮的光线还可以减少地面上的黑暗区域和阴影，这对那些已经出现视觉解读及空间感知困难的人来说尤为重要。另外，充足的自然光不仅有助于调节昼夜节律，改善睡眠，而且能够帮助亲人了解一天中的时间流逝，支持时间定向。

你可以尝试以下方法来改善照明：

◇ 定期清洁窗户，移走可能遮挡窗户的物品，让自然光充分地从窗户射入。你也可以在窗边放上一张她喜欢的舒适座椅，鼓励她多晒太阳。

◇ 在阳光过于强烈时，可以把窗帘拉起来，避免强烈的眩光带来的不适。

◇ 增加照明灯具的数量和瓦数。与一般成年人相比，老年人通常需要高出 2~3 倍的照明亮度。目前 LED 节能灯已经很普及，同样的功率就可以带来更高的照明亮度。

◇ 确保照明的均匀。由于年长者及认知症人士的视觉明暗适应能力显著下降，因此家里各个生活空间的照明要均匀，明暗变化不宜过大。如果你发现家里哪个地方光线过暗，就要适当增加照明，比如更换更大瓦数的灯泡或加设灯具。

◇ 使用不透明或半透明的灯罩遮住视野内的光源，避免直接使用裸灯泡、筒灯及射灯等直射强光。

◇ 谨慎使用落地灯。落地灯相对容易被碰倒，电线也容易绊倒人。

◇ 如果电灯开关面板的颜色与墙壁近似、让亲人难以识别（例如白墙上的白色开关面板），你可以更换与墙壁有明显色彩对比的开关面板，或者在原有开关上加一个色彩鲜明的装饰边框，方便亲人看到开关。

◇ 如果亲人在晚上需要起夜，而且摸黑很难找到电灯开关，可以加装感应开关。

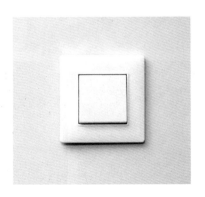 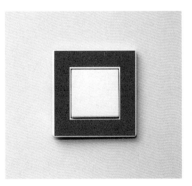

改善地面

认知症亲人应该能够在家里安全轻松地走动，没有被绊倒或摔倒的风险。不过，认知症有可能改变他们眼中的世界——有炫光的地面或光亮的地板可能看起来是湿滑的或有奇怪的影子，地毯或瓷砖上的斑点图案看起来像污垢或虫子，复杂的花纹图案会令人看着眼晕，深色的地毯或脚垫看上去像个黑洞，等等。再加上判断反应能力及运动技能可能受损，他们很容易被不平的地面或小垫子绊倒。另外，如果家里不同空间的地面材质及颜色不一样，例如卧室地面是木色地板，客厅地面是青色瓷砖，也容易让有些认知症人士感到困惑，在不同空间转换时踟蹰不决。

因此，在一个支持性的居家环境中，地面应该是平整、防滑、防眩光的，没有复杂花哨的图案，与墙面之间有明显的色彩对比，而且要移除地面上容易让人绊倒和跌倒的物品。

如果家中现有的地面不合适，比如有复杂花哨的图案、容易产生眩光、长者主要活动区域的地面差异明显等，你就需要考虑对地面进行改善。你可以在家中铺设单色、

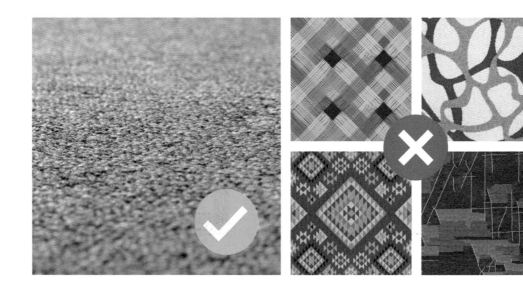

纹理简单的哑光地板，移除家里铺设的带有条纹或复杂花哨图案的地毯，或更换为纯色的地毯。当然，最简便的方法是购买纯色、哑光、加厚的防水地板贴，请装修师傅前来铺装。

检查地面上是否有可能绊倒或者让认知症亲人撞上的物品，比如小块地毯、矮凳等，以及灯具和其他电器的电线或缆线是否收纳整齐，降低跌倒风险。

> 我怕老妈下床时跌倒，买了一块小号地毯放在她的床边，想着有地毯的话不至于受伤。结果和我预期的相反。因为地毯没有固定在地板上，她下床时踩在地毯上，一下子就滑倒了，脸还撞到了床头柜上。
>
> 　　　　　　　　　　　　　　　　　　　一位认知症长者的女儿

为了发现地面上的隐患，一个很有效的方法就是穿着拖鞋在家里慢慢拖步行走，看看什么地方会绊到你。要特别留意家里不同空间的交接处是否平坦，比如客厅地板和阳台或厨房地砖之间是否有细微的高差。有认知症的年长者往往会因为这些隐患而在家中跌倒。

检查墙面与地面之间是不是形成鲜明的色彩对比。你可以让认知症亲人试试能否轻松识别哪里是墙面、哪里是地面，尤其是墙面与地面的交接处。如果因为对比度不

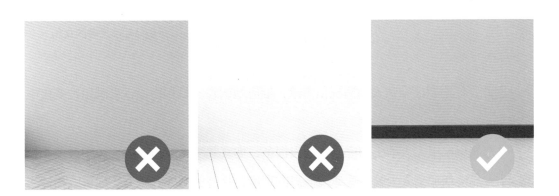

明显而让亲人难以识别，你可以考虑墙面刷新，或者在地面和墙面的交接处安装有明显色彩对比的踢脚线。

> 色彩对比度是视觉的关键。如果没有对比，物体就不容易被看见和区分。衰老和认知症会造成一个人视力下降，区分颜色的能力和对色彩对比度的敏感度降低，以及空间感知能力的下降。没有良好的对比，世界渐渐变得模糊，越来越难以理解，导致认知症人士在生活中越来越没有信心。
>
> 斯特灵大学认知症服务发展中心

调整家具和摆设

随着认知症亲人功能和需求的变化，有些家具或摆设可能已经不太适用。比如，没有扶手的椅子让亲人难以支撑站立；看不到太低的茶几而导致撞伤或跌倒；看到画上的人像或镜子中的自己却以为家里来了陌生人。

> 我母亲失禁了。当我带她去上厕所时，她突然表现得很激动，对着镜子尖叫着说这里有鬼。
>
> 一位认知症长者的女儿

因此，你需要根据亲人的情况和需求，相应地调整家具和摆设，来满足她变化中的需求。

◇ 如果家里大大小小的家具和摆设很多，你就要考虑断舍离。环境中过多的物品会增加亲人大脑处理环境信息的难度，并造成额外的压力。你可以和他商量哪些家具和物品需要处理，或者换成更适用的款式。如果亲人需要使用助行器或轮椅，那就更需要精简家具物品，为亲人留出足够的移动和回旋空间。

◇ 家具应稳固结实，具有足够的支撑力，方便亲人借力的同时也降低跌倒的风险。

> 老爸刚搬来我家，看到餐厅有一把折叠椅就想坐下去。折叠椅太轻，稍微一推就会移动，而老爸是个重量级，结果他一屁股就直接坐到了地上。
>
> 　　　　　　　　　　　　　　　　　　　　——一位认知症长者的女儿

◇ 移除过低的边桌、茶几或矮凳，或者换成高一点的样式。
◇ 在家具上安装防撞角。

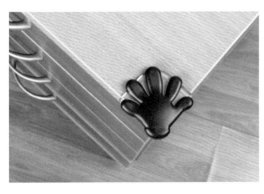 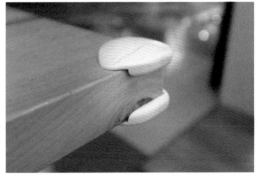

◇ 理想情况下，桌子、柜子、茶几等家具的颜色要能与周围的墙壁和地板形成色彩对比。如果认知症亲人能毫不费力地加以分辨，那就不是问题。如果亲人的色彩识别和空间感知能力受损，例如无法轻松区分木贴面的餐桌和木色地板，你可以考虑在餐桌上铺设与木色形成对比色的桌布，让亲人能够看得清楚。

◇ 使用扶手椅或单人沙发，支撑亲人坐下和站立。椅套、沙发套及靠垫的花色可选择亲人喜欢并且能清楚识别的，最好和周围环境形成明显对比。

◇ 如果亲人总是翻找物品，你可以考虑把一些储物柜的柜门改为玻璃门或直接卸掉门，这样可以很清楚地看到里面放着的东西。另外，你也可以考虑在柜门上张贴图文标签。

> 老妈有个五门衣柜，所以每天找衣服就成了负担。后来，我们征求老妈的意见，把最靠外的柜子换成开放式的，她当季的衣服就挂在这个柜子里，一眼就可以看到。这下老妈找衣服就容易多了。
>
> 　　　　　　　　　　　　　　　　　　　　一位认知症长者的女儿

◇ 如果墙上的装饰画或房中摆放的镜子让亲人感到困惑不安，可以考虑拿掉或移除。

◇ 即便要移除或更换一部分家具，也尽可能不要改变空间布局和用途，不要频繁变动家具的摆放位置。保持一个熟悉的环境可以让亲人感到安心。

> 我老爸一度夜里不睡觉，老是到客厅沙发上坐着，说不愿意在自己屋里待着。为了让他睡得好一点，我就在客厅架了一张床。结果老爸不乐意了，说他就是喜欢外面客厅宽敞，能在沙发上舒舒服服透口气，架了床又感觉憋得慌了。
>
> 　　　　　　　　　　　　　　　　　　　　一位认知症长者的儿子

改善厨房和餐厅

饮食对每个人的健康都很重要。当认知症亲人居家生活时，厨房和餐厅是与饮食密切相关的两个空间。对厨房和餐厅进行简单的调整，能够促进亲人的独立和参与，让饮食成为愉悦的享受，增进食欲，让他们更多更好地摄入营养和水分，抵御衰老、认知症及其他疾病的消耗。

● 厨房环境、设备和用品

厨房照明要充足且均匀，操作台面上方可考虑加装照明灯具。厨房的地面应平整防滑，没有高差，没有凹凸的纹理，便于清洁。如需改善地面，可使用纯色、哑光、加厚的防水地板贴。

把亲人习惯使用的厨具和调料瓶摆放在方便看到和取用的固定位置。需要的话配备储物标签。

厨房小家电尽量使用亲人熟悉的款式，确保这些小家电都有自动断电的安全功能，并处于良好的工作状态。把常用的小家电放在她可以看到的固定位置。电热水壶要放在离炉灶远一点的地方，减少她把电热水壶误放在炉子上的可能性。如果已经多次发生过这样的状况，就该停用电热水壶了。提供她能轻松看懂的使用说明或任务分解图，帮助 TA 尽可能独立地完成任务。

> 老爸喜欢自己烧水喝。不过，他总是把水接得太满，很多次水烧开后都溢出来了。后来，我为他换了一个透明的烧水壶，而且在最高刻度那里贴上了醒目的黄色标签，这样老爸就知道该接多少水了。
>
> 一位认知症长者的女儿

认知症亲人能否使用厨用刀具，取决于她的各项能力和对厨房工作的兴趣。如果她喜欢并擅长做菜，使用刀具是她长期反复实践而熟练掌握的自动化技能，不假思索就可以做得很好。在这种情况下，如果她依然有参与厨房家务劳动的愿望，而且使用刀具的技能依然娴熟，我们就可以支持她完成切菜、备餐等任务。出于安全考虑，我们也可以请亲人使用不那么锋利的刀具完成切面包、蛋糕、水果等任务。总之，照护伙伴根据亲人的能力和意愿灵活地支持就好。

● 餐厅环境、家具和用品

用餐区域的灯光要充足，让亲人能够更好地看清楚食物，能够选择自己喜欢的东西吃。餐桌的桌面要避免产生倒影和反光。如果是玻璃桌面，可以考虑使用纯色的棉麻桌布或 PVC 桌布。餐椅应稳定结实，高度要合适，确保亲人坐下时双脚能够轻松着地。椅面的颜色与地面最好能够形成明显的色彩对比。

用餐时间要保持餐桌的简洁，只放吃饭需要的餐具和餐巾纸。移除不必要的物品（如花瓶、装饰品等），避免分散亲人对食物的注意力。

餐具的颜色要和餐桌桌面以及食物形成对比，方便亲人识别。

将亲人喜欢的休闲食品以及经常使用的物品（如水壶、水杯和茶叶罐）放在她方

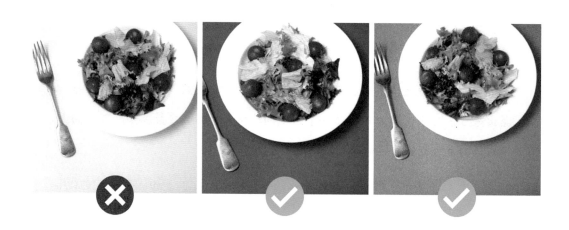

便看到和取用的固定位置。使用透明的罐子或盒子，安装透明的玻璃柜门，这样里面的物品可以一目了然，鼓励她享用。

改善卫生间

研究表明卫生间是居家生活的老年人最容易跌倒或发生意外事故的地点。如果认知症亲人想上厕所的时候却找不到卫生间，或者到了卫生间无法确认马桶座圈的位置，她可能会变得非常焦虑。另外，如果卫生间里放了很多平常用不上的东西，也会分散她的注意力。而这些都会加大亲人受伤的风险。

你可以对卫生间进行必要的改善，以确保亲人在卫生间内的安全，并且支持 TA 更方便地使用马桶等设备。

◇ 在卫生间和去往卫生间的通道上安装感应灯和夜间照明，方便亲人如厕。

◇ 卫生间的门或门框要和相邻的墙面形成明显的色彩差异。如果亲人认不出这是卫生间的门，可以在平行亲人视线或者稍低的位置张贴醒目的图文标识，帮助她找到卫生间。

◇ 确保卫生间的地面防滑、哑光、没有复杂的花纹或图案，并且与墙面形成明显的色彩差异。如果墙面与地面颜色相近，可以安装与墙地面颜色形成色彩对比的踢脚线。

> 爸妈家卫生间的墙面和地面用的都是暗米色的瓷砖。结果妈妈有一次就直接撞到墙上去了。
>
> 一位认知症长者的女儿

◇ 卫生间内要配备浴霸等辅助加热设备（尤其是在北方地区）。认知症人士在阴冷的卫生间容易抗拒洗浴。

◇ 安装步入式淋浴间。在淋浴间的地面加装牢固的防滑垫，配备可以调节高度的、带扶手的淋浴椅。在淋浴器上安装水温调节器或恒温器，避免烫伤亲人。配备手持式花洒，便于控制喷水的方向，避免向认知症亲人的脸部直接喷水。

◇ 建议安装智能马桶盖。随着衰老和认知症的进展，亲人可能无法在便后自如地擦拭，清洗会阴部也会比较困难。智能马桶盖能直接冲洗和烘干，减轻照护压力。

◇ 如果亲人无法辨认马桶座圈（因为马桶座圈的颜色通常与马桶一致），可以购买彩色马桶座圈（通常和马桶盖一起售卖），方便亲人快速找到马桶并能准确地坐下。你也可以拆掉马桶盖，只保留座圈，简化亲人上厕所的步骤。

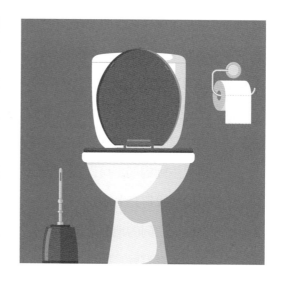

◇ 在马桶、洗手盆和淋浴器的旁边安装稳固的扶手。扶手的颜色和墙面要有明显的色彩差异，扶手安装的位置要能够为亲人提供足够的支撑。

◇ 如果洗手盆或淋浴器的冷热水龙头是分开的，确保它们清楚地标明是热水还是冷水。必要时自制清楚醒目的"冷""热"标识并

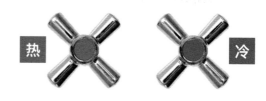

贴在合适的位置，让亲人一眼就能看到。如果是混合单柱式的，只有一个水龙头，同样需要张贴清楚醒目的"冷""热"标识，明确指示哪个方向是热水，哪个方向是冷水。

◇ 亲人用的毛巾颜色要与卫生间的墙面形成明显的对比，这样更容易被看到。

◇ 把每天都要用到的物品放在随手可得的地方，把其他暂时用不到的东西都收起来。

◇ 如果有条件重新装修的话，那么在设计和装修卫生间的时候，空间内的设备（比如马桶、洗手盆、水龙头、淋浴设备等）要尽量采用亲人熟悉的样式和操作方式。另外，洗手盆上方的镜子要能够方便地遮挡或移走，以备不时之需。

居家安全

让居家生活的认知症亲人感到安全和自信是很重要的。但由于受到衰老和认知症的影响，亲人在居家生活时有可能出现一些意外风险，例如撞伤、跌倒、溢水、失火、走失等。因此，照护伙伴需要识别和排除环境中的潜在风险因素，减少意外伤害风险的发生概率；同时也要把握好自由和安全之间的尺度，避免过分强调安全而限制亲人的活动。

除了之前已经提及的各项改善之外，照护伙伴还可以参考下面这些居家安全的建议：

◇ 确保亲人穿着结实、舒服和跟脚的鞋子。不建议在家里穿拖鞋，因为拖鞋是导致跌倒的重要风险因素之一。

◇ 注意看管好家中猫狗等小型宠物。亲人可能会因为看不到它而被绊倒。

◇ 如果亲人有平衡及行走的困难，考虑在走廊或楼梯加装扶手。

◇ 在入户门口安装智能门磁传感器。如果亲人独自出门，传感器就可以推送消息，通知照护伙伴。

◇ 在厨房安装烟雾报警器和燃气探测器。如果亲人有经常抽烟的习惯，可以考虑在他最常抽烟的区域安装烟雾报警器。

◇ 在家中的不同区域安装人体运动传感器。如果认知症亲人独居生活，这类传感器就变得非常重要。传感器可以根据需求进行设置。例如，如果他在卫生间停留时间过长，或者长时间一动不动，传感器就会发出警报，通知家人前往查看他是否需要帮助。

◇ 如果亲人的病情已经进展到不能安全使用炉灶的地步，那当他独自一人在家或者在夜间，你可以关闭煤气或天然气的阀门。

◇ 定期检查卫生间的洗脸池以及厨房水槽的溢水口和下水器是否工作正常。

◇ 如果不使用电视、空调等电器，可以关闭电源。如果家里的电源插座不再使用，可以插上安全塞或安装保护盖。

◇ 在家里设置专门的空间用来存放有潜在危险的物品，例如药物、有毒的化学品（比如油漆稀释剂）、锋利的刀具等，以免认知症亲人不当使用。你可以使用隐蔽式的锁具和适当的遮挡，避免亲人接触到这些物品。

特别要提醒的是，如果亲人有较为严重的幻觉、敌意的偏执和妄想、经常性的情绪波动、口头和身体攻击、严重的抑郁及自杀倾向，或者亲人在认知症发病之前就对其他人有过施暴行为，刀具、榔头、斧头等工具就有可能演变成武器，给自己或其他人造成无法预测的伤害。在这些情况下，"不怕一万，只怕万一"的风险防控就非常必要。

改善环境时的注意事项

每一位认知症人士及其家庭都是独一无二的。这意味着环境改善没有什么现成的最优模式或硬性规则。环境改善的方案要切合认知症亲人和家庭照护伙伴的需求，以灵活、实用为上。

着手改善环境的时间宜早不宜迟。越早开始，你和亲人就能越早从中受益。一方面，亲人有机会参与进来并表达自己的意愿和想法，而且能获得更宽裕的时间去接受和适应改善后的环境；另一方面，你也能够在一个"认知症友好化"的环境中得到支持，有效缓解照护压力。

由于亲人的功能和需求会随着疾病进程而变化，因此环境改善不需要一次性完成。你可以从你和亲人选择的优先项开始，比如增加照明、消除环境中容易造成跌倒的风险因素等。循序渐进可以让亲人更从容地适应环境的改变。

认知症亲人有着丰富的人生阅历和生活经验。"家"是她在过去的岁月中一点一滴搭建起来的安身之所，承载着她的回忆和情感，给予其安全感。因此，照护伙伴在改善环境时要充分理解和尊重亲人的感受，认真听取她的意见和意愿，不要以"为她好"的名义将自己的意志强加于她。制订环境改善方案时要基于亲人的能力和需求。在考虑到安全和支持性的同时，不要让她感觉自己的能力被贬低、自由被限制，避免引起情绪或行为变化。

> 我在爸妈家里的走廊上安装了扶手。结果，老妈很生气地说："你当我是老家伙，没用了，是吧？！"那一刻，我意识到自己的确做得有点早，因为老妈还没出现任何行走或平衡的问题。
>
> 一位认知症长者的女儿

认知症亲人对所处环境越熟悉，她的各项功能就可能保持得越好，心情也会更愉悦。如果环境发生太多的改变，她就有可能不记得这些改变是何时发生以及如何发生的，会感到困惑和焦虑。因此，改善环境只需做必要的改动，让家里的一切看起来就是它应有的样子。亲人喜爱的家具设备即使老旧过时了，除非确实会危及她的安全，也要尽可能地保留下来。

> 妈妈有一个过时难看的旧沙发，还到处都是多多（宠物猫）的爪子磨过的旧痕迹。因此我们给她买了新的扶手椅，当时她还和我们一起去商店挑选。几周后，她给我打电话，说她有些难过，想知道家里发生了什么事，因为她的沙发不见了。
>
> 一位认知症长者的女儿

如果确实需要添置新的家具和设备，你可以选购亲人喜欢和熟悉的样式。比如，十字头的水龙头比扳式水龙头使用起来更直观，给肥皂配个肥皂盒比按压式的瓶装洗手液用起来更习惯。

有些家庭会做出让认知症亲人搬入新居的决定，例如搬到家庭主要照护者的家中。在这种情况下，你可以陪她从旧家里挑选出一些她喜爱的家具及物品直接搬入新家，或者购买相似款式摆放在新居。如果亲人要入住养老院，你也可以和照护团队沟通，争取院方允许将亲人熟悉的小件家具及物品搬入机构。

> 妈妈入住养老院，带上了她喜欢的五斗柜。她很清楚每个抽屉里都放了什么东西，这让她感觉很安心。
>
> 一位认知症长者的女儿

支持认知症亲人的记忆

> 记忆是所有智慧之母。
>
> 埃斯库罗斯（Aeschylus）｜古希腊作家

记忆就像一家银行，珍藏着我们这辈子最宝贵的经历和关系。记忆让我们每个人都独一无二，无可替代。

对于很多认知症人士来说，记忆减退是最早出现的迹象，并会造成连锁反应。人们在谈论认知症的时候也经常说"她失忆了"，甚至"她丧失了全部的记忆"。其实，即便得了认知症也不会失去所有的记忆。有经验的照护伙伴会发现认知症亲人的记性时好时坏。虽然有些事情他们怎么也记不住，但有些事情却好像记得特别清楚，躲开了认知症的攻击，静悄悄地保留完好。如果想当然地认为认知症人士会逐渐失去所有的记忆、无法再学习新的东西，就有可能抹杀他们依然保留着的技能，导致"过度残疾"。因此，记忆支持策略就是让认知症亲人在生活中尽可能发挥他们依然保留的记忆，同时弥补他们的记忆缺损。

记忆是神经系统存储过往经验的能力，是一个人对过去的活动、感受、知识和经验的印象累积。你在生活中可能已经感受到有些记忆转瞬即逝，有些记忆却历久弥新。认知神经科学家按照信息维持时间的长短，把记忆分成三种类型：感觉记忆、短时记忆（包括工作记忆）和长时记忆。

感觉记忆和短时记忆

我们先来了解信息维持时间很短的感觉记忆和短时记忆。

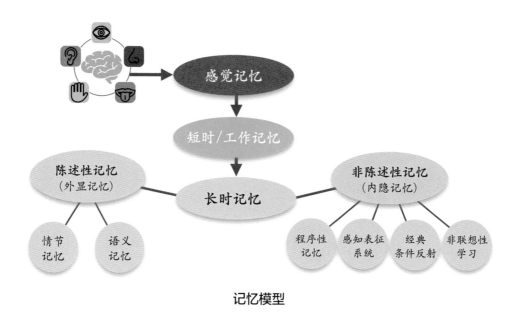

记忆模型

● 感觉记忆

感觉记忆是对感官输入的信息的储存，维持时间以毫秒及秒计算。除非大脑决定将这些信息转移到短时记忆中存储，否则就会转瞬即逝。

认知症人士的感觉记忆能力取决于他们的感知觉功能，而且因人而异。我们在探访养老院长辈的时候会在胸前佩戴好姓名牌，和长辈开始交谈前先告知我们的名字。长辈在这时候就有可能一边看我们的姓名牌一边说：噢，你叫洪立，你叫燕青。这就是他们感觉记忆中的视觉记忆（看到姓名牌）和听觉记忆（听到我们自我介绍）在发挥作用。

● 短时记忆和工作记忆

短时记忆是能维持几秒钟到一分钟的记忆。短时记忆对日常生活功能至关重要，比如在聚会上记住新朋友的名字并在交谈中使用，在陌生城市记住路人为你指的路。

与短时记忆经常在一起被提及的是工作记忆。工作记忆说的是我们在执行某个认知任务（例如写作、购物、观影、学新歌）的时候对信息进行临时的储存和操作。当你阅读本书的时候，你的工作记忆就在高速运转，把一个一个词语和句子串联起来，理解我们到底在说些什么。心理学家普遍认为工作记忆是短时记忆的一种特殊形式，目的就是完成进一步的认知任务。它将一个时刻连接到另一个时刻，让我们对周围发生的事情或者我们手头正在完成的工作有连续的理解。

短时记忆维持的时间非常短，而且容量极为有限。美国认知心理学家乔治·米勒（George Miller）在 1956 年发表过一篇重要论文《神奇的数字 7 ± 2：我们信息加工能力的局限》，认为我们的短时记忆只能在 15 到 30 秒的时间里记住 7 加减 2 件事。这个论点历经时间考验一直沿用至今。

短时记忆储存在前额叶皮层中一个有限的空间里，用完即弃。你可以想象在你的前额叶有一块小小的短时记忆小黑板，上面有几条信息。只要有新的信息进来，旧的信息就要被迅速擦除，除非这条信息重要到被刻入你的长时记忆。

衰老和导致认知症的脑部疾病都有可能让前额叶出现不同程度的退化，这意味着年长者、尤其是有认知症的长者会经历更多的短时记忆缺损。不仅如此，他们的短时记忆还很容易受到干扰。以 MMSE 测试为例。首先告诉被试者三个词——"皮球"、"国旗"和"树木"，要求他们在做完心算后再次回忆起这三个词。如果他们的短时记忆受损，这三个词就很难全部停留在那块记忆小黑板上；等完成心算再回想那三个词，就会发现小黑板上的字迹已经模糊。

生活中的方方面面都需要短时 / 工作记忆，这项记忆功能失灵会带来"断片"或"卡住"的感觉，令人沮丧。认知症亲人在执行日常生活任务的时候会遇到一些困难，原因之一就是短时记忆受损。很多事情是需要多步骤进行的，如果工作记忆不给力，他们就记不住某个步骤到底做了没有，任务完成度就会打折扣。

> 我外婆以前很会做菜。后来她有了认知症，就记不住做菜的时候到底有没有放盐，所以就会多次往菜里放盐。
>
> 洪立

不过，你依然可以尝试一些方法来支持亲人的短时记忆。例如，在吃饭的时候关闭电视或收音机，可以帮助她集中注意力，专心完成吃饭这个任务。如果她很希望能自己完成泡茶，你可以在厨房贴一张泡茶的步骤图。如果她希望自己能在小区菜站买菜，你可以和她先准备好一份购物清单，她买东西的时候就可以对照着清单采购。如果她希望和外界联系，你可以把常用和重要的电话号码放大字号打印出来，放在电话旁边。对于一些需要她做决定的事情，你可以做成图文卡片来帮助她理解，同时准备"同意"和"不同意"、"喜欢"和"不喜欢"的模板，请她告诉你她的选择。

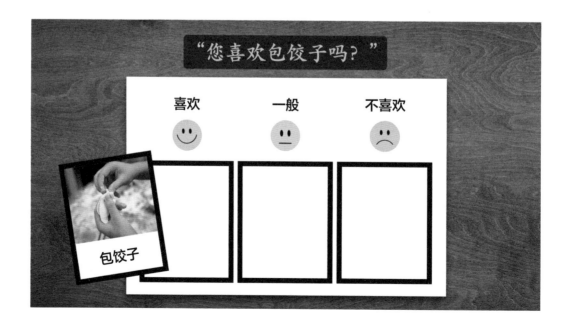

长时记忆

长时记忆是能储存相当长时间的信息，通常以天或年来计量。根据长时记忆的信息内容不同，科学家把长时记忆分为陈述性记忆和非陈述性记忆。

● 陈述性记忆

陈述性记忆也叫作外显记忆，指的是我们需要有意识地去想一想才能访问和提取的记忆。脑部的海马、大脑皮层的新皮质和杏仁核参与陈述性记忆的形成。由于导致认知症的疾病（尤其是阿尔茨海默病）常常累及海马和大脑皮层，因此认知症人士的陈述性记忆往往有着不同程度的受损。

陈述性记忆可以进一步细分为情节记忆和语义记忆两个子型。

情节记忆：你的自传

情节记忆是我们对自身生活的回忆。它就像是一个人的自传，让你记得你在某一时间和地点的个人经历。你哪一年上的小学，你在哪所大学就读，你和初恋情人是如何相遇的，你第一次出国旅行去的哪个国家，你在哪里举办的婚礼，你什么时候有了自己的孩子，你最喜欢的工作，你经历过的最惊心动魄的事情，你一生中最骄傲的时刻……情节记忆带你穿越人生。

不过，情节记忆是选择性的。有些经历会持续一生，另一些则可能在第二天就溜走了。大脑对日常生活中平凡的、习惯性的事件没有兴趣，大脑愿意记录的是那些有意义、有情感、令人惊奇的特别事件。

情节记忆需要重温。每每回想或复述一次，你都在重新激活记忆，相关的神经通路被强化，记忆变得更加牢固。反之，如果不经常想起或谈论那些有意思的经历，情节记忆也会渐渐淡忘。

情节记忆还有一个特点，那就是容易偏离准确的轨道。首先，感官和大脑在事件发生时捕捉到的信息就不全面；其后，在从短时记忆加工到情节记忆的过程中，还会因为我们个人的想象、假设或观点而造成一定程度的扭曲；再加上事后的回顾和复述也会因为我们当下的观点和情绪而有所调整，记忆就这样被重塑了。想一想你自己曾经和朋友分享过的最激动人心的经历吧。每一次和不同的人分享，你是不是都会在不知不觉中微调细节，就像你用电脑 word 软件一次又一次保存同一文档的最新版本一样？

了解到情节记忆的特点，我们就再也不会去"逼问"认知症亲人是不是还记得某件事。如果我们自己都记不住几天前的晚餐吃了什么，那为什么还要去向亲人试探"你今早吃了什么？"如果我们自己的记忆都存在扭曲甚至编造，那为什么还要去计较和纠正亲人的记忆错误呢？

想要支持亲人的情节记忆，就要去了解她的生活经历，了解什么对她来说是重要的。如果她喜欢缅怀过往，你可以和她一起编写"我的记忆书"；如果她喜欢享受当下，你可以用摄影和简单的文字记录她现在的生活。之后排版、打印、装订成册或做成电子相册，和她时常翻看。

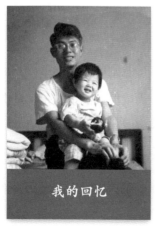

我的回忆

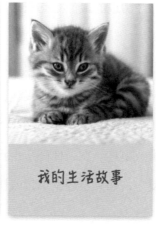

我的生活故事

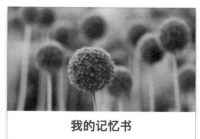

我的记忆书

很多日常生活任务也需要情节记忆的参与。如果不记得自己已经吃过饭，就会要求一吃再吃；如果不记得自己已经服过药，就可能有重复服药的风险。在这种情况下，你可以和亲人一起建立生活常规，并在环境中放入日程表或任务完成表。每吃过一餐或服过一次药，就请亲人在表上打个钩。

语义记忆：你的百科全书

长时记忆的另一个子型是语义记忆。语义记忆与个人经历无关，但却是事实的、有关世界的知识。例如，木星是太阳系最大的行星，中华人民共和国成立于 1949 年10 月 1 日，阿根廷首都是布宜诺斯艾利斯，圆周率是 3.1415926，世界上有 6000 万人有认知症……如果说情节记忆是你经历过的事，语义记忆就是你知道的事。它是大脑中的百科全书。

语义记忆和情节记忆一样，容易遭受认知症的攻击。比如，记不住熟悉之人的名字，忘记重要的纪念日，说不出常用物品的名称，记不住做事情的步骤，不知道如何使用某种设备，等等。

一个很有效的方法就是把这些信息以视觉提示的方式直接放入认知症亲人的生活环境，来帮助和触发他们的记忆，缓解他们因为记忆问题而导致的沮丧和焦虑。记不住居家服务员的名字？没关系，请服务员每次上门时佩戴姓名牌就好。记不住重要的纪念日？没关系，在家里的白板或导向牌上写下来就好。搞不清楚瓶瓶罐

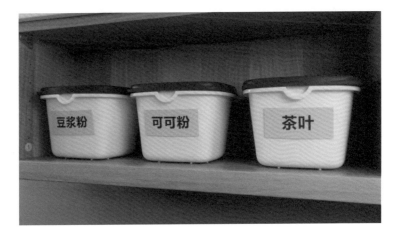

罐里装的都是什么食物？没关系，贴上标签就好。凡是认知症亲人需要或希望记住的信息，我们都可以使用记忆辅助工具来呈现。

语义记忆受损可能会让认知症人士出现命名方面的困难。比如说不出常用物品的正确名称，就会用其他名称或者用"这个""那个"来替代。但这并不意味着物品的正确名称已经从他们的脑海中彻底抹去了。记忆有两种不同的提取形式：一种是在没有提示的情况下回忆，另一种是从一些选项里识别。我们每个人都经历过考试，通常都会觉得选择题（识别）比填空题（回忆）要容易。这个经验在与认知症人士沟通的时候同样适用——与其让他们使劲想出一个词，不如为他们提供几个选项，他们就有可能把他们想表达的词识别出来。

有些认知症人士叫不出家人的名字，这种情况有时候会令家人感到忧伤，认为认知症亲人已经忘记了一切。其实这只是语义记忆缺损的表现。记名字是一个艰巨的任务，因为只有一条很窄的神经通路连接到唯一正确的答案，而且里面还布满了变性蛋白的沉积和凋零的神经元。认知症亲人叫不出你的名字并不意味着忘记了一切，比如她管你叫"妈妈"，说明你在她眼里是能给她带来温暖保护的亲人。这难道不比说出你的名字更重要吗？

> 我们都是奶奶带大的，和她很亲。那时候，我们不懂怎样与认知症长辈沟通，去奶奶家探望她的时候都调皮地问她我们都叫什么名字。奶奶一一打量我们，话到嘴边却说不出来。最后她微笑了，慢慢地说："我叫不出你们的名字，但是我知道，你们都是我的孩子。"她的这句话永远刻在我们心里。
>
> 一位认知症长者的孙子

● 非陈述性记忆

当人们谈到记忆，通常是指陈述性记忆（外显记忆）——在什么时间什么地点发生了什么事情，或者学习到的各种知识。现在你已经知道陈述性记忆很容易遭到认知症的攻击。不过，除了陈述性记忆以外，长时记忆中的非陈述性记忆（也叫作内隐记忆）是我们无须通过有意识的过程就能接触或访问的信息。非陈述性记忆打开了记忆的另一扇门，让我们看到了更多的可能性。它是 20 年来认知神经科学领域令人兴奋的研究课题，也是很多认知症人士依然保留的记忆技能。

非陈述性记忆也可以细分为不同的子型。我们就先从程序性记忆开始吧！

程序性记忆：**Just do it**！

程序性记忆是整合了运动和认知技能，让你熟练做事的记忆，比如刷牙、洗脸、擦屁股、洗脚、穿衣服、系扣子、用筷子或勺子吃饭、走路、跑步、骑自行车、开车、跳舞、游泳、打球等，数不胜数。程序性记忆是通过长年累月多次重复而习得的，能自动使用，不需要刻意回忆就能提取出来。

很多人都听说过"肌肉记忆"这个词，好像是我们的身体和四肢记住了如何做事情的步骤。其实，做事情的程序并不存在于肌肉中，而是在我们的脑海里。当我们学习一个新的动作时，基底神经节负责把这个动作转化为神经活动的连接模式；当我们继续练习时，小脑负责对动作进行精细化的调整和改进。再接下来，我们对这个动作进行大量集中练习，与这个动作相关的神经激活模式被反复巩固，记忆最终驻留在运动皮层神经元中。这些神经元通过脊髓的连接，告诉我们身体所有的骨骼肌应该怎么做。通过经年累月的练习，这个动作我们会越做越好，熟练的技能变得更加稳定和一致。一旦需要，程序性记忆就会在我们无意识的情况下被唤起。

人脑是聪明又高效的，把程序性记忆交给潜意识神经回路，我们就可以专注于思考、想象和决策这样的高级执行功能。就像你在开车的时候无需再去想怎样踩油门、刹车、操纵方向盘及打转向灯，你只需专注于路况、前后车辆、红绿灯、路标和导航就好。

程序性记忆较少受到认知症的影响。这也是为什么我们要鼓励照护伙伴和认知症亲人一起"做"事的原因。

很多日常生活任务是我们从小习得的。虽然短时记忆或启动、计划、排序的认知功能受损会影响任务的执行，但是刷牙、洗脸、使用筷子和勺子这些动作所需要的程序性记忆是依然保留的。我们可以通过口头或视觉提示来弥补那部分缺损的功能，让认知症亲人尽其所能地完成这些动作。举例来说，如果她不知道怎样开始梳头这个任务，你可以先把梳子递给她（而不是直接为她梳头），再加上简单的示范动作（视觉提示），她就有可能开始自己梳头，因为这个动作她已经重复了千万遍（程序性记忆）。

研究表明，越早习得的技能保留得越久。想一想认知症亲人从小就学会的技能和特长是什么——弹琴？画画？唱歌？跳舞？编织？钓鱼？尽可能让她发挥这些技能吧，just do it!

> 蔡伯十二岁起就跟着师傅学缝纫，后来成了当地有名的裁缝。他住进养老院后，我们为他安排了一个有意义的"工作"——请他帮我们美化长者用的歌词本。蔡伯熟练地使用剪刀、手帐贴纸和花边，把歌词本装饰得赏心悦目，不要太赞噢！
>
> 一位社工

经典条件反射：学习的新途径

不知你是否看过网络上热播的一段视频——九十多岁高龄的传奇舞蹈家玛尔塔·冈萨雷斯（Marta González）随着柴可夫斯基的《天鹅湖》音乐渐渐起舞，哪怕她已经处于阿尔茨海默病的晚期，只能坐在轮椅上。当熟悉的音乐响起，玛尔塔就像天鹅公主奥杰塔一样开始以翅膀的姿态舞动手臂，仿佛沉浸在曾经年轻、美丽和辉煌的日子里。她优雅的手臂动作是几十年舞蹈生涯留给她的程序性记忆，而她听到《天鹅湖》后的觉醒、激动和翩翩起舞就是经典条件反射——非陈述性记忆（内隐记忆）的另一种子型。

经典条件反射与程序性记忆一样，都属于无意识的、自动化的记忆。经典条件反射又叫巴甫洛夫条件反射，因为这是俄罗斯心理学家伊万·巴甫洛夫（Ivan P. Pavlov）发现的一种联想学习方式。你可能听说过巴甫洛夫和狗的故事：通常，狗看到食物才会分泌唾液，听到铃声则不会。但在巴甫洛夫设计的实验中，实验助手每次在给狗喂食之前会摇铃。经过一段时间后，狗一听到铃声就会不自觉地流下口水。铃声和食物就这样被关联起来，形成了条件反射。

经典条件反射在生活中的例子比比皆是。孩子如果遇到热情而有教养、善于鼓励的老师就会愿意去上学，太严厉或冷漠的老师就会让孩子对上学这件事感到不安，这是因为孩子已经把"上学"和"老师"关联了起来。"一朝被蛇咬，三年怕井绳"——被蛇咬是很可怕的经历，导致以后看到类似蛇的物品都会感到恐惧。慢性失眠的人在晚上一进卧室就焦虑，觉得自己又要度过一个不眠之夜了，这是因为长期以来已经在"卧室"和"睡不着觉"这两件事之间形成了关联，结果就是愈发睡不着。广告商最善于利用经典条件反射——想一想你是不是曾经为你喜爱的明星代言的产品买单，或者因为身材焦虑而购进各种减肥产品？

经典条件反射也经常发生在有创伤记忆的人身上。经历过灾荒、战争、政治运动的人一旦所处环境中有和过去相似的影像或声音出现，过去的创伤经历就开始闪回，从而陷入痛苦和恐惧当中。认可方法的创建者内奥米·费尔女士长年与高龄认知症长者一起生活和工作，她曾经举过这样一个例子：一位在养老院生活的年迈女士一听到走廊里响起送餐车轮子压过地板的声音就怕得要命，因为德国军队在她4岁侵占她家乡时，坦克碾过街道就是这样的声音。

美国心理学家卡梅伦·坎普博士（Dr. Cameron Camp）认为，认知症人士学习和记忆能力受损并不意味着他们无法学习新的内容，只是需要把学习的路径从有意识的外显记忆转变为无意识的内隐记忆。坎普博士善于把经典条件反射用于认知症照护中，作为帮助认知症人士学习新知识、新技能及调整行为的方式。例如，养老院的照护单元在开饭前播放相同的音乐，久而久之，这里的居民一听到这段音乐就知道要开饭了，就会主动走向餐厅。有些白人居民对黑人护理员有歧视，坎普博士就建议在居民活动中让黑人护理员负责发放奖品和巧克力，让黑人护理员给居民留下快乐友善的好印象。

如果你所照顾的认知症亲人不喜欢聘用保姆来帮忙，你就可以尝试利用经典条件反射技术，比如请保姆经常微笑、亲切打招呼、使用缓慢温和的语调、为亲人送上他喜欢的食物等方法，让认知症亲人在与保姆相处的时候有愉快的体验。这样就能让亲人逐渐在"保姆"和"愉快"之间建立关联，进而增强他们之间的照护关系。

有的家庭照护伙伴会很委屈地抱怨说：为什么认知症亲人在家里总是凶巴巴的，去医生那里看病的时候就变得很有礼貌。一位神经科的医生朋友是这样分析的：在诊室，医生与认知症病人交流的时候总是温和而善解人意，这给病人带来了良好体验，不会触发病人负面的情绪和行为反应。而回到家里，如果家人总是不经意地唠叨、纠错，不考虑病人的意愿，也不给病人自主和选择的机会，病人就会感觉很糟糕，长此以往就把"家人"和"讨厌"关联起来了。再加上病人的情绪行为控制能力会变差，对待家人就有可能恶语相加。因此，作为照护伙伴，我们需要铭记美国诗人玛雅·安吉罗（Maya Angelou）的那句话——"人们会忘记你说过的话，忘记你做过的事，但他们永远不会忘记你带给他们的感受。"

前瞻记忆：别忘记未来

我们之前谈到的记忆类型（包括感觉记忆、短时／工作记忆和长时记忆）都是在过去（哪怕是几微秒之前）形成的记忆。不过，这还不是我们记忆的全部。有一种和未来相关的记忆对我们的生活有着重大影响。上午几点要和客户开会？今晚去哪里和老同学聚餐？下周什么时间带妈妈去看医生？和好朋友约好什么时间去看电影？这些对以后要做的事情的记忆叫作前瞻记忆，它是你大脑中的待办事宜清单，是你在未来的某个时间或地点需要回忆起来的记忆。

我们每一天都会非常频繁地使用前瞻记忆。但遗憾的是，几乎每个人的前瞻记忆都有出错的时候，就算是记性再好的人也会遗忘。1999年的一个周六，大提琴家马友友搭乘出租车去纽约参加一场音乐会的演出，他把价值不菲、有266年历史的大提琴忘在了出租车的后备厢里。好在警察迅速追踪到出租车，找到了这把大提琴，让马友友终于赶上了晚上的演出。脑中能记住那么多乐谱的马友友丢失大提琴的一个很重要的原因是他把琴放在了后备厢。如果当时他把琴就放在车厢内，不离开他的视线范围，这个视觉线索就不会让他的前瞻记忆失灵。因此，我们需要设置外部线索来触发前瞻记忆。比如，使用日程表来制订日计划、周计划和月计划，外出旅行打包行李前先列出一个必带物品清单。

对于认知症人士来说，他们的思考和计划能力已经有所改变，因此前瞻记忆就会受到更大的影响。如果一个人老是想不起来未来要做什么或者有什么事情即将发生，他就会有失控的感觉。你可以想像一下后果——你所照顾的认知症亲人有没有焦虑的情绪？有没有总是跟在你身后问这问那？

> 我有时会想起来我要赴个约会或者有件事情得马上去做，但那可能是几周后的事情了。但正是因为我想着时间快到了，就会非常焦虑和担心。
>
> 吉娜（Gina）｜认知症人士

前瞻记忆的内容有些基于时间，例如你和爱人要去看明晚 7:30 的电影；有些基于事件，例如你带妈妈看病的时候一定要把她最近的某个重要变化告知医生。认知症亲人在生活中也有需要记住的重要时间和事件，比如后天中午大家庭聚会，要去城里最好的江南菜馆吃饭；出门的时候要佩戴定位手表，带上钥匙和助行器。但是，记忆、思考和执行功能的下降会让他们难以应付这些琐碎但重要的信息。

对于认知症亲人希望记住的一些他们所关心的、会在未来发生的事情，我们可以用视觉提示的方式呈现在亲人触目可及的地方，支持亲人（还有我们自己）的前瞻记忆，缓解焦虑。

你可以和她一起制订每日生活常规，加强可预测性和掌控感。在家里显眼的地方设置一个白板，把每日生活常规贴在上面，再用粗一点的马克笔在白板上写出今天的日期和今日要事。把大表盘的时钟放在白板旁边，方便她把时间和任务对应起来。如果亲人出门时需要记住带钥匙，你可以在门旁边与亲人视线齐平的位置安装一个钥匙盒，然后在紧挨钥匙盒的地方贴一张醒目的提示卡（"出门带好钥匙"）。要确保你提供的线索在正确的地方，这样亲人出门时就不会错过这个记忆提示。

饮食照护

全面均衡的饮食有助于维持身心健康和改善生活质量。然而，认知症导致的感官、运动、执行功能受损及可能同时伴有的抑郁、便秘和吞咽等问题会让认知症亲人的进食变得困难。饮食和营养息息相关，一旦出现饮食障碍，紧随而来的就可能是营养不良。而营养不良会加重认知混乱，导致身体虚弱，增加跌倒、感染和其他危害身体健康的风险。因此，饮食和营养是认知症日常照护中特别重要的一环。

选择合适的食物

在第三章《与认知症共生的幸福彩虹策略》中，我们提倡你和认知症亲人采取全面均衡的健脑饮食——多吃蔬菜、水果、豆类和全谷物，适当摄入深海鱼和海鲜，控制红肉，以及摄入足够的水分。不过，有相当多的认知症人士是体弱多病的高龄长者，如果吃得不够，他们就可能出现进一步的体重下降、肌肉力量减弱以及疲劳和虚弱。为了降低营养不良的风险，他们需要多摄入一些食物，为身体储备能量。

对于这样的年长者，照护伙伴可以采用的饮食建议如下：

◇ 不过多地限制饮食。如果长者很喜欢吃某一类食物，让他多吃一些也没有关系。

◇ 如果长者喜欢吃甜食，你可以用天然甜味剂替代精制白糖。如果长者喜欢吃糕点，你可以尝试用美国大杏仁粉（巴旦木粉）替代精制面粉，避免高糖饮食引起血糖大幅波动。

◇ 衰老和认知症可能导致味觉下降，影响食欲。你可以在食物中适当添加盐、酱油或天然甜味剂以增加口感，促进长者进食。

◇ 如果长者对某种食物过敏或不耐受（比如一喝牛奶就腹泻），你还是应该继续加以适当的控制。

你可以列出亲人过去和现在喜欢的菜肴（例如番茄炒鸡蛋、清蒸鱼）、主食（例如香菇菜包、馄饨、小米粥）和小食（例如蛋糕、小胡桃仁、杏仁豆腐），让你们的每日餐食都能包括一些亲人喜欢的食物，以提高她对食物的兴趣，增加进食量。

应对食欲不振

无论处于认知症的哪个阶段，有认知症的人都容易出现食欲不振的情况。没有胃口吃东西可能有以下原因：

◇ 对食物失去兴趣，或者不喜欢吃为他们准备的食物。

◇ 身体原因，例如便秘、咀嚼或吞咽困难。

◇ 视觉、嗅觉、味觉等感官功能退化。有些认知症人士可能无法认出盘子里的食物到底是什么，有些则感觉食物的味道和以前不一样。这些都有可能导致胃口下降。

◇ 缺乏运动。如果认知症亲人在白天很少活动，她可能不会感到饥饿。

◇ 疼痛。如果亲人在吃东西的时候感到疼痛或不适，她就可能不愿意吃东西。口腔卫生和定期的口腔检查很重要。因为牙龈或牙齿出现不适、假牙咬合有问题等都有可能导致疼痛。

◇ 抑郁。食欲不振是抑郁的征兆之一，而抑郁在认知症人士中是很常见的。抑郁可以通过非药物及药物治疗来缓解。如果你怀疑你的亲人有抑郁倾向，请及时咨询老年精神科医生。我们在第六章《反应式行为的照护与支持》中也提供了相关信息，帮助你了解如何照顾有抑郁情绪或抑郁症的认知症亲人。

◇ 药物影响。一些药物会对胃口产生影响，其中包括某些阿尔茨海默病的治疗药物。如果你觉得有可能是药物导致认知症亲人食欲不振，请与医生及药剂师进行讨论。需要注意的是，有些照护者把药物混合在饭菜里让亲人服用，导致饭菜变了味道，反而会影响亲人进食。

◇ 沟通困难。如果认知症亲人不喜欢所吃的食物，或者觉得食物太硬、太凉或太烫，但由于沟通困难而无法表达，这时候就可能通过行为来传达他们的需求，例如拒绝吃东西，或把食物含在嘴里不往下咽。

◇ 疲劳、注意力无法集中。这可能导致认知症亲人不吃东西或中途放弃。

为改善亲人食欲不振的问题，我们可以尝试这样做：

◇ 排查亲人的食欲不振是不是因为抑郁症或口腔问题引起的。如果是，请及时就医治疗。

◇ 白天进行一些身体活动，比如散步、做操、园艺和做家务等。保持身体活跃对改善情绪和增进食欲会有所帮助。如果你的亲人增加了身体锻炼，你要为她补充更多的营养和水分，以避免体重减轻。

◇ 提供全面、均衡、富含纤维素的膳食，预防便秘。

◇ 为亲人准备她熟悉和喜爱的食物。色香味俱全的食物往往更有吸引力。

◇ 在家中常备一些健康的零食，比如酸奶和水果。

◇ 采取少量多餐的方式，增加进食的次数。只要亲人有饿的迹象，就可以让她吃东西。

◇ 吃饭的时候，鼓励和引导亲人先吃完一种食物，再吃另外一种。因为有些认知症人士会对食物口味和口感的变化感到困惑。

◇ 如果亲人的体重明显减轻，请咨询医生。

亲人吃得太多怎么办

虽然有些认知症人士会食欲不振，但也有些认知症人士会吃得太多或太过频繁。他们可能忘记自己刚刚吃过东西，可能担心有上顿没下顿，所以要吃很多，还有的是因为脑部受损导致饥饱感异常而总是在寻找食物，也有的可能会吃一些不合适的食物。这些对他们自己和他们的照护者来说都是一种压力。某些类型的认知症人士（比如额颞叶认知症）可能会经历饮食行为的改变，例如暴饮暴食或者痴迷于某种特定食物。

如果你照顾的亲人总是想吃东西或者吃得实在太多，你可以尝试以下方法：

◇ 确保亲人有事可做，这样他就不会因为无聊而进食。

◇ 少吃多餐，把原本准备好的食物分成几份。如果他想吃，先给他一份；等再来要时，再给他第二份。

◇ 确保亲人摄入充足的水分。因为有时候认知症人士可能会把口渴当成饥饿。

◇ 准备蔬菜沙拉、切成小块的水果，放在他经常觅食的地方。

◇ 选择低脂或低热量的食物。这样即使吃得多一些，问题也不大。

◇ 如果他还能阅读或使用标记，你可以做一张进餐记录表。每次吃饭后，请他自己打个钩或做个标记。

◇ 可以温和提示，但不要试图说服他已经吃过东西了。要避免和亲人发生争论，不要让他感到难堪或沮丧。

让吃饭成为简单愉快的体验

虽然认知衰退会给亲人的进餐带来一些困难，不过我们还是有很多方法能够促进饮食和营养。

● 营造简洁愉悦的就餐环境

确保餐厅或亲人就餐的其他地方有充足的照明。确保就餐环境的安静，吃饭时不要打开电视或收音机，让亲人把注意力集中在食物上。餐桌上只摆放进餐所必需的物品，挪走那些与进餐无关、容易分散注意力的东西。餐具尽量简化，不要使用过多的杯子和碗碟。你可以选用不花哨的餐具，确保餐具的颜色和食物、桌面/桌布的颜色有明显的对比。

● 提供合适的食物

准备食物的时候要考虑到亲人的饮食偏好和营养需求，烹饪方式也需要适应亲人的咀嚼和吞咽能力。比如，有些长者在吃蔬菜时容易塞牙缝，导致他们减少了蔬菜的摄入，那么备餐时就要把蔬菜切得更小、更碎，烹饪时间也要加长，让蔬菜变得软烂。通常来说，为认知症亲人准备的食物需要切成一口就能轻松吃下的尺寸。坚果的营养价值高，但容易引起噎食或呛咳。你可以选择碾碎的坚果（如核桃仁）和杏仁粉、面粉以及天然甜味剂调和在一起，清蒸成软食。

为亲人提供食物和饮料前要先检查一下温度，以免过热或者过凉。每次端上的食物种类不要过多，避免让亲人难以选择，同时避免因为就餐时间太长而导致食物变冷，影响口感。

如果亲人的手指精细运动功能受损，已经不能灵便地持握筷子和勺子去夹取食物，你可以为亲人准备"手指食物"，大小以方便用手指捏起、一口吃掉为宜。手指食物的软烂程度可根据亲人的具体情况而定。

手指食物的示例	
· 切成小块的水果、黄瓜条	· 蒸熟的小块红薯、南瓜
· 清蒸或白灼的小朵西兰花	· 小块花卷、窝头、发糕
· 圣女果（小西红柿）	· 肉丸、鱼丸、素丸子
· 蒸软的胡萝卜条	· 蒸饺、干馄饨、烧麦、包子

支持亲人的独立性

为亲人准备合适的餐具。如果她用不好筷子，就让她使用勺子；如果无法端起碗喝汤，你可以把汤盛在杯子里让她喝。给她留出足够的吃饭时间，无需要求她在进食时保持干净整洁，尽量鼓励她自主吃饭。

观察亲人的进餐能力，鼓励她最大限度发挥自己的功能，但也要做好随时提供协助的准备。如果亲人无法启动某个任务，你可以温和地给出口头提示，并一步一步地示范动作。如果亲人已经无法对口头提示有所反应，或者无法精准地使用筷子或勺子，你可以尝试手把手地引导。

"手把手技巧（Hand-Under-Hand Technique）"是由著名的认知症照护专家、资深作业治疗师蒂帕·斯诺（Teepa Snow）开发的引导和辅助技术，帮助照护伙伴与他们需要照顾的认知症亲人之间建立起友好、舒适的连接。手把手技巧可以用在日常生活照护的方方面面——从问候到协助起身、坐下、行走、刷牙及识别疼痛，在辅助认知症人士进食方面的表现尤为神奇。

蒂帕曾在视频中亲自示范怎样用手把手技巧协助一位女性长者进食。她坐在长者右边，让长者的右手抓握住自己的右手，长者的拇指搭在蒂帕右手的虎口，两只手掌紧紧相贴。蒂帕用右手的拇指、食指和中指拿着勺，带着长者的右手从餐盘里舀出一勺食物。长者一看到食物，就自动用右手引导着蒂帕，把勺子里的食物送到自己的嘴里。那一刻，她俩合二为一。

手把手技巧能够充分发挥长者的手眼互动能力——那是从婴儿时代就建立起来的自动连接。同时，照护伙伴通过手掌传递过来的本体感觉（深压和微妙的变化）与长者建立起一个即时交流和反馈的闭合回路，通过非语言沟通的方式理解长者的意愿、偏好、准备及请求，然后和长者一起完成动作。这就是和长者一起做事，而不是代替长者做事，让长者有一种参与感和掌控感，在共同完成任务的过程中促进照护关系。

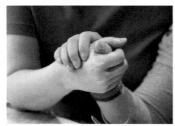 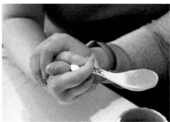 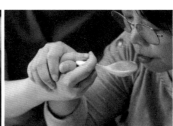

协助如厕和失禁照护

随着时间推移，一些认知症人士可能会出现把小便或大便排在身上的"事故"，这叫作失禁。失禁是由于无法正常控制膀胱和/或肠道功能而引起的。能否控制这一功能，取决于几个方面的条件：

◇ 身体的感知。例如感觉到膀胱已经充盈。

◇ 执行功能。例如迅速判断该上厕所了，及时找到卫生间，脱下裤子排便等。

◇ 生理机能。例如排便反射的一系列动作，将大小便排出。

如果认知症人士的上述任何一项功能出现衰退，他们就容易出现失禁的情况。

首先寻求医疗帮助

一些导致失禁的医学原因是可以得到治疗的，例如感染、便秘、糖尿病、中风、腹泻，等等。另外，服用安眠药或者抗焦虑药物也可能导致膀胱肌肉松弛。因此，如果亲人出现失禁，你第一步需要咨询医生，以获得全面评估，找出发生失禁的原因，缓解由于医学原因而导致的失禁。

在就医之前，你可以准备好如下信息，方便医生进行诊断：

◇ 她多久出现一次失禁？

◇ 尿失禁还是大便失禁？或是二者兼有？

◇ 问题是从什么时候开始的？

◇ 衣裤是都湿透了？还是只湿了一点点？

◇ 除了失禁，是否出现突然的意识混乱或行为改变？

◇ 有没有发烧？

◇ 上厕所的时候有没有很痛苦的表现？

◇ 是否正在服药？就医时务必带上药物清单。

◇ 她是否在不正确的地方排便？

认知下降对如厕的影响

如果医学评估没有显示出失禁是由于医学原因导致的，那么你下一步要了解认知功能减退对如厕的影响，并提供相应的支持。

认知功能的下降可能会造成下面一种或多种的如厕困难：

◇ 无法确认自己如厕的需求，或有便意时无法快速做出反应。

◇ 不知道如何表达自己想上厕所的需求。

◇ 忘记该在什么地方上厕所，或忘记如何使用马桶等设备。

◇ 找不到或看不清厕所，尤其是在晚间以及光线昏暗的时候。

◇ 视觉空间功能出现问题，无法辨别马桶的位置或高低。

每个人都是不同的。你需要尝试观察和寻找亲人发生排泄问题的原因，以减少"事故"的发生。

创造如厕的便利条件

确保通往卫生间的过道有充足的照明，并且要移走挡道的家具或摆设。如果她无法辨认卫生间的门，你可以在卫生间的门上或门旁边张贴图文标识，高度和她的视平线保持一致或偏下方一点。卫生间没人的时候也要开着门，方便她直接看到马桶。卫生间的灯需要一直开着（尤其在夜间）。

确保马桶盖是打开的，方便她如厕。如果她辨别马桶的位置有困难，你可以在马桶上安装彩色马桶座圈以便识别。在水箱里放上蓝色洁厕宝来给水上色，也可以帮助她找到马桶。如果需要，你可以在马桶的侧边安装扶手。

如果她在不适当的地方大小便，你可以移除那些可能被误认为是马桶的物品，例如盆栽或垃圾桶。同时提供定向训练，引导她去卫生间排便。

如果她的卧室离卫生间有段距离，而且她在夜间摸索着上卫生间已经有困难，你可以在床边放一个便携式马桶。

监测排便规律，及时协助

观察和记录她的如厕时间和规律，以及在什么情况下容易出现"事故"（例如，夜间或便秘期间），以便针对性地解决问题。基于你的观察和记录，你可以制订一份如厕时间表，例如，晨起后要带她去上厕所，每隔 1~2 个小时就要观察及询问她是否想要上厕所。

有时候，认知症亲人会通过一些身体语言或表情来表达自己要上厕所的需求，例如拉扯裤子、坐立不安等。这种情况下，你可以温和地问一问她是否想上厕所。

睡前两小时内不要再让她喝东西，入睡前要引导她上厕所，以降低夜间尿失禁的概率。

其他照顾方法

要鼓励亲人主动提出上厕所的要求。给他足够的时间来排空尿便，在这个过程中不要催促。如果他小便有困难，你可以尝试让他喝水或打开水龙头让他听到流水的声音，以刺激便意。如果需要，你可以协助他擦拭或清洁。他上过厕所以后，你可以检查一下尿便是否正常，并冲洗马桶，把卫生间打扫干净。如果他把大小便弄在衣物上或床上，请保持冷静，温和地帮他清洗、擦干，换上干净的护垫和衣裤。考虑选用合适的失禁产品，并注意及时更换和清洁。失禁发生后要及时清洗，保持皮肤的清洁和干燥。清洁后可以涂抹护肤霜。失禁容易引发尿路感染和压疮。照护伙伴需要留意失禁的亲人在排便时有没有出现痛苦的迹象，平时也要观察他的皮肤状态，预防压疮。

失禁对于任何人来说都是羞耻和难堪的，认知症亲人也不例外。这需要照护伙伴付出更多的理解和耐心，并且对亲人的隐私和尊严保持敏感。在处理失禁的过程中，你可能会经历难闻的气味，有时会出于本能希望快点结束这一切而动作匆忙，造成亲人的痛苦。因此在鼻子下方涂一点香薰乳液或薄荷膏会有所帮助。

总之，当遭遇亲人失禁的时候，你需要保持冷静和温和的态度，尝试接受和克服自己尴尬和厌恶的感受。请记住这不是他的错，他同样不愿意给你带来这么多麻烦。

> 妈妈把大便解在地上了，看到我忙着收拾，她觉得很不好意思。我对妈妈说："老妈，这可是黄金耶！"于是我们两个都笑了。
>
> ——一位认知症人士的女儿

如果你要陪同有失禁问题的认知症亲人外出，需要携带备用的衣物、湿巾、护垫，以及装脏东西的袋子。抵达目的地后，先确定卫生间的位置，以便能够在最短的时间内带他上厕所。

5

让我们一起玩

活动必须满足我们对意义和情感连接的需求，也必须为创造力、灵性、喜悦、乐趣和放松提供一个出口。

澳大利亚认知症协会

参与有意义的活动对每个人都很重要，这一点并不会因为认知症而改变。不过，在照护实践中，认知症人士的医疗和生理需求往往被优先考虑，而能给他们带来喜悦、乐趣、成就感和满足感的活动参与机会则排位靠后。认知症的影响会让一个人难以启动一项他以前喜爱或享受过的活动，也无法顺利完成这项活动。如果照护伙伴没有意识到活动的意义并积极引导，我们就会看到认知症人士因无聊而表现出的呆滞、淡漠或烦躁不安，无论他们生活在家里还是在养老机构。

美国的比尔·托马斯医生（Bill Thomas）曾说过，厌倦、孤独和无助是传统护理院的三大"瘟疫"。因此，早在1991年，当时只有31岁的托马斯医生就大胆地把植物、动物和孩子引入他管理的纽约州大通纪念护理院。他相信这会为死气沉沉的护理院带来生机，相信长者在和成人、孩童和动植物的有趣关系中也能茁壮成长。这个在当时令人惊诧的举措让护理院的长者真正"活"了过来，"伊甸园替代照护法"由此诞生。《最好的告别》一书的作者阿图·葛文德（Atul Gawande）医生在写到比尔·托马斯时还提及了一项与伊甸园的实践结果相一致的研究——20世纪70年代初期，美国心理学家朱迪斯·罗丁（Judith Rodin）和埃伦·兰格（Ellen Langer）要求康涅狄格州的一所护理院给每位入住的长者发一株植物。一半长者的任务是给植物浇水，并参加一个关于在生活中承担责任的好处的讲座；另一半长者的植物由别人负责浇水，参加的讲座主题是员工应该如何为长者的幸福负责。一年半以后，被鼓励承担更多责任（即负责照顾植物）的那批长者更有活力，思维更敏捷，也活得更长久。只是一个简单的照顾植物的小活动，给了那批长者一个好好活下去的理由，让他们的生活变得有意义且有价值。

蒙台梭利：从儿童到老年

就在比尔·托马斯医生把动物、植物和孩童引入护理院的几年后，美国心理学家卡梅伦·坎普博士在俄亥俄州的一家社区日间中心开始了新的探索。坎普博士的研究方向是认知和衰老，但为了帮助被诊断有学习障碍的女儿，坎普接触到了蒙台梭利儿童教育，并且成为全球第一个把蒙台梭利教育法与认知症照护结合起来的人。

蒙台梭利儿童教育法是一百多年前由玛利亚·蒙台梭利博士在为有心智障碍、被贴上"捣乱的""教不会的"标签的孩童提供教育的过程中逐渐形成和完善的教育理念和方法。不过，玛利亚·蒙台梭利博士没有想到的是她开发的教育理念和方法后来也会造福老年人，尤其是那些有认知功能障碍的年长者。蒙台梭利博士最初面对的是得不到良好教育的儿童，而卡梅伦·坎普博士面对的则是受到脑部疾病困扰、得不到良好的照顾，且更得不到尊重的认知症人士。他们往往被认为什么都不知道、什么都学不会了，而且经常被贴上"挑战性的行为""破坏性的行为""渐渐消失的空壳"这样的标签。陈旧护理文化影响下的养老机构不是像医院，就是像监狱（漂亮的监狱）。在坎普博士看来，很多认知症人士的基本人权都被剥夺了。

蒙台梭利儿童教育强调尊重每一个孩子，提供一个完备环境（Prepared Environment），训练孩子们的日常生活、感官、语言、数学、科学、维护和照顾环境以及社交技能。坎普博士发现这些特点也非常适用于认知症照护。因此，基于对蒙台梭利儿童教育的理解，坎普博士设计出一套专门应用于认知症人士的蒙台梭利认知症活动方法。

从下面这张对照表中，你可以发现蒙台梭利儿童教育与认知症照护的天然连接。

蒙台梭利儿童教育	蒙台梭利认知症照护
尊重每一个孩子，无论他们是否有心智障碍。	尊重每一位长者，无论他们是否有认知缺损。
教育被视为"对生活的帮助"，培养孩子的独立、自信、责任感和探索精神，让孩子拥有学识、生活和社交技能，以及和平理念，长大后为世界做出贡献。	照护被视为"对生活的帮助"，让长者尽可能独立，发挥其现有功能，继续过有意义的生活，并继续为家庭和社区做出贡献。
以儿童为中心，尊重儿童发展的规律、特点，以及每一个儿童的独特性，允许每个孩子按照自己的兴趣和节奏来探索和学习。	以长者为中心，尊重其学识、生活经验、身份、价值及独特性；识别长者的兴趣、特长、技能和需求，以此选择有意义的活动。
提供一个"完备环境"，井井有条的学习/工作区域和精心设计的活动材料（教具），吸引和鼓励孩子们自发学习和探索。	提供一个促进独立、弥补缺损的支持性环境，在环境中摆放对长者来说有意义的活动材料和提示线索，激发长者参与活动的动机和兴趣。
训练有素的蒙台梭利教师是一位观察者和引导者，识别孩子的优势、兴趣和遇到的困难；陪伴和帮助孩子与环境和同伴建立连接；与孩子一起工作，在孩子需要时进行示范；在礼仪、教养、友好及和平方面成为孩子的榜样。	蒙台梭利照护伙伴观察和识别长者的兴趣、现有技能和优势，给予长者发挥最高功能水平的机会；采取引导、示范、从简到难、任务分解等方式与长者一起做事（而不是代替长者做事）；营造和谐友爱的社交氛围，以共情、和平的方式解决冲突。

作为一名老年心理学家，坎普博士在吸收蒙台梭利儿童教育理念的基础上，还将认知神经科学的研究成果融入进来，包括充分利用非陈述性记忆、在环境中提供视觉线索来弥补记忆缺损等。人们过去对于认知症有一个刻板印象，认为认知症人士难以学习新的信息。但是，坎普博士和同事运用蒙台梭利方法的实践和研究表明，认知症人士依然可以利用保留着的非陈述性记忆进行学习。

卡梅伦·坎普博士创建的蒙台梭利认知症活动方法吸引和启发了全球更多专业工作者的学习和实践。经过二十多年的实践，蒙台梭利方法在认知症照护领域的应用已经在国际范围内扎根，在美国、加拿大、澳大利亚、法国、新加坡、西班牙、爱尔兰、瑞士以及中国的香港和台湾地区都可以找到蒙台梭利认知症照护的创新项目。

全球的蒙台梭利认知症项目都拥有相同的价值观——尊重、尊严和平等。玛利亚·蒙台梭利博士尊重每一个孩子，我们同样也要尊重认知症背后的那个人。蒙台梭利的价值观彻底改变了儿童教育，也可以彻底改变我们与认知症人士的生活方式。

心理学家告诉我们——当一个人经历喜悦、开心或满足的状态时，与快乐有关的神经递质（内啡肽、催产素、多巴胺和血清素）会在脑中保持较高水平，即使引发快乐的事件已经过去，快乐的感受还会延续相当长的时间。生活中点点滴滴的快乐累积起来，就是我们所说的幸福感。这种感受往往不是个人护理任务带来的，而是有意义的活动带来的。只是，这种快乐和幸福的感受对于很多认知症人士和他们的家人来说已经是久违了。医疗或身体方面的照顾让我们仅仅"活着"，而有意义的活动才是能让我们体会快乐和幸福的源泉。这也是为什么在出色的老年照护机构中，长者的活动和生活方式会置于与临床护理同等重要的地位，就像我们在澳洲参观伊丽莎白小屋时感受到的那样。

我们在 2017 年和 2018 年连续两年访问澳大利亚，每次都要参观位于悉尼的一家名叫"伊丽莎白小屋"（Elizabeth Lodge）的养老院。应该说，我们在澳洲参访的机构都是在认知症照护方面有代表性的，但伊丽莎白小屋给我们带来的感受是最强烈的。作为澳洲第一家获得"蒙台梭利照护之家"认证的养老院，这里有丰富多彩的活动场景，长辈可以兴趣十足地参加各种自己喜欢的活动，还可以担任力所能及的"角色"，比如在前台忙碌不停的"接待员"和在各个楼层向每户居民派发活动表的"邮差"。这里有色彩明亮醒目的视觉线索——导向标识帮助长者和访客寻路和定向，活动邀请牌鼓励大家参与活动，自助餐台上贴着大字通告："这里全天供应食物，您饿了就告诉我们噢！"每个员工胸前都佩戴姓名牌，这样长者和访客可以随时与员工交流。伊丽莎白小屋当时的经理瑞·布莱克利奇（Rae Blackledge）和运营主管凯文·杨（Calvin Yong）带着我们在各个楼层参观，言谈话语间充满了工作的自豪感。在办公室里，我们看到了长辈的生活故事，而了解每一位长辈是以人为中心的照护的基础。墙上的世界地图插满了写着姓名的小旗子——澳大利亚是一个移民国家，伊丽莎白小屋同样也有不少居民和工作人员来自其他国家和地区，这张插满小旗子的世界地图时刻提醒工作人员要创建和平、包容的多元文化和社交环境。"有一次，我让凯文进厨房为大家烧马来西亚的叻沙面，"瑞调皮地坏笑一下，"虽然这不符合政府的监管，不过居民吃得很开心！"

在谈及蒙台梭利认知症照护时，瑞说："这是以人为中心的方法，聚焦在支持每一位居民的独立、选择、自尊和有意义的参与。我们花时间去了解他们，关注他们的能力，而不是他们的缺损。然后就是改变环境，为他们每一天的生活提供意义和目的。如果他们能做一份工作，那就给他们一份工作，让他们在自己的能力范围内工作。我们会协助把他们的任务分解成可管理的行动。"

对我们来说，蒙台梭利照护之家是一个你只要走进去几分钟就会感到生活的乐趣和目的感扑面而来的地方。这里的长者是真正活着的。如果说二十多年前卡梅伦·坎普博士创建的蒙台梭利活动是一种认知症非药物干预方法，现在的蒙台梭利老年与认知症照护已经演变为我们在伊丽莎白小屋所看到的、令人着迷、充满活力和意义的生活方式。这种强烈的感受最终促使我们把蒙台梭利照护法正式引入中国。

2018 年，乐知学院与国际蒙台梭利协会老年与认知症咨询委员会合作，邀请澳大利亚最著名的蒙台梭利专家，同时也是伊丽莎白小屋等多个蒙台梭利照护之家的培训和咨询顾问安妮·凯莉女士（Anne Kelly）来中国授课。之后，乐知学院持续支持学员在社区日间中心和养老机构积极地开始实践，并且基于实践成果，总结开发适用于中国的蒙台梭利照护法。

虽然蒙台梭利活动目前更多应用在老年照护机构或社区长者活动中心，但是我们一直有一个心愿，那就是支持家庭照护伙伴把蒙台梭利搬回家。接下来，我们就和你分享怎样用蒙台梭利方法与认知症亲人开展活动，共度快乐时光。

> 让年长者及认知症人士在一个支持性的环境中尽可能独立，与他们喜欢的人在一起，过有意义的生活，做他们喜欢做的事。
>
> 詹妮弗·布拉什（Jennifer Brush）｜美国蒙台梭利认知症专家

怎样选择活动

与认知症亲人成功开展活动的关键在于活动必须具有吸引力。这意味着活动应该是有趣而令人愉悦的，让亲人愿意参与进来。虽然仅仅在一旁观看活动也能激活脑的部分区域，但如果他们能参与进来一起活动，将有更多的脑区被点亮。

成功的活动往往具备这样两个特点：其一，活动是有意义的，要符合亲人的兴趣或满足她的需求；其二，活动是可实现的，其难度水平要适合亲人的能力，让她能够成功参与。因此，当你为认知症亲人选择活动时，你可以从亲人的兴趣、特长、现有技能和需求几方面进行考虑。

● 了解她的兴趣和特长

人们在从事自己有兴趣或者擅长的活动时，往往会投入极大的热情和专注，发挥创造力，并从活动中获得成就感和满足感。我们在这里为你提供一份表单，你可以在表单上填写亲人的兴趣爱好，并根据亲人的喜爱程度打分（3 分为非常喜欢；2 分为喜欢；1 分为一般；0 分为不喜欢）。这样就可以排出活动的优先顺序。

在完成列表的过程中，你可能会发现有些活动她过去很喜欢，但现在喜爱程度降低或者直接放弃了。你不妨了解一下她放弃的原因——是有了新的兴趣爱好，还是因为一部分功能缺损或外部条件受限而不得不放弃呢？如果是后者，你可以通过适当的调整和引导，帮助亲人重拾过去的兴趣和特长。我们就以唱歌为例，如果亲人因为记不住歌词而不再歌唱，我们可以把歌词用大号字打印出来，同时播放亲人喜欢的歌曲，这样就可以和亲人一起歌唱了。

活动	过去	现在	备注
例如：唱歌	3	2	现在记不住歌词，或怕唱不好

我妈妈以前很会编织，但年纪大了以后就放弃了。我问妈妈为什么不再织毛衣，妈妈说她已经算不清楚针数了。后来，我就邀请妈妈帮我们全家人织围巾，因为织围巾不需要计算针数。妈妈很喜欢这个"工作"。看到我们美哒哒地戴上她织的围巾，妈妈特别开心。

一位认知症长者的女儿

● 观察和发挥她的现有技能

你在第四章已经读到过，照护伙伴的一个重要任务就是从感官、运动、认知和社交四个维度来观察认知症亲人依然保留的能力，以及他们在做什么事情的时候反应良好，然后在日常生活中鼓励亲人尽可能地发挥这些能力和优势。

当你在为亲人设计活动时，同样要基于她的能力和优势。我们在与认知症家庭或机构照护团队一起工作的时候，发现为认知症长者选择的活动普遍有低幼化的问题，活动材料也经常取自儿童玩具或幼儿水平的教材。其实每一位认知症人士都有着丰富的人生经验和生活技能（尤其是程序性记忆），采取成人化的活动更有助于他们维持功能、提振自尊和自信。

● 观察和识别她的需求

衰老和认知症的确会带来一些身体和认知的缺损，从而影响到日常生活功能。这些切实存在的缺损也是我们在活动中需要特别关注和支持的。举例来说，如果亲人喜欢阅读，但是已经看不清书籍或报刊上的小字，我们就可以用她能轻松看清的字号制作读本或电子书；如果亲人的手部精细运动功能受损，我们可以有意识地为她安排类似夹球、捏衣夹等锻炼手指的活动。

一个人的需求还包括心理、灵性和社交。例如，认知症亲人性格外向、喜欢热闹，你就要帮她安排朋友聚会或参加社区长者小组活动，而不是让她一直待在家里。

每个人都有自己喜好的休闲娱乐，每个人的认知症体验都独一无二，这意味着不可能采用一刀切的方法与认知症亲人互动。或许你曾经有过这样的经历——在微信群看到其他认知症长者的活动很受启发，但是用到自己亲人身上却完全无感。因此，为亲人选择活动的第一步就是花时间了解亲人的兴趣爱好、现有的技能和长处以及她的需求，让活动符合她的品位和喜好，并且最大可能地发挥她的能力、优势，甚至天赋。

> 老爸在花木公司工作了一辈子，现在他在家里就负责照顾院子里的花和葡萄。每次看到我们吃他种出来的葡萄时，老爸都超级开心。
>
> 一位认知症长者的女儿

蒙台梭利活动灵感

如果你一时想不出来很多的活动点子，没关系，蒙台梭利照护法的活动分类能给你带来很多灵感。

一百多年前，玛利亚·蒙台梭利博士创建了五大领域的教学内容，来培养孩子自觉主动地学习和探索的精神。这五大领域分别是日常实际生活教育、感官教育、数学教育、语言教育和文化教育。蒙台梭利照护法在这五大教学领域的基础上加以调整，形成了四大类别的活动，分别是日常生活活动、感官活动、认知活动、文化与社交活动。

● 日常生活活动

日常生活活动的目标是维持和促进生活自立能力。

这一类活动主要包括：

◇ 家务活动。例如铺床、晾晒衣物、擦鞋、淘米洗菜、制作美食、种植花草、打扫卫生，等等。

◇ 身体锻炼。例如散步、做操、打太极、做瑜伽，等等。

◇ 手工活动。例如绕毛线球、编织、做手工香皂、用砂纸打磨木块，等等。

◇ 个人照顾能力训练。例如穿衣、刷牙、梳妆、倒水泡茶，等等。

我们可以借鉴作业治疗和物理治疗中的功能训练方法，帮助认知症亲人进行精细运动和粗大肌肉运动训练。当亲人的运动范围、抓握能力、平衡和协调能力得到锻炼后，他们就能更好地完成自我照顾的任务，也能在家庭或机构的日常生活中担任一些有意义的角色。

● 感官活动

感官包括视觉、听觉、触觉、嗅觉和味觉。感官活动的主要目的是唤醒和调动五种感官中的一种或多种积极的感受。感官活动往往与其他类别的活动结合起来进行。例如，先分辨咖啡、茶叶和可可粉的味道，然后分别冲泡。它既是嗅觉感官活动，又是日常生活活动。如果在社区活动中心或者养老院的下午茶时间开展这项活动，它就还会带上文化与社交活动的色彩。

◇ 常见的视觉活动包括看图片、看电影、看电视、看家庭视频、色彩分类、拼图游戏，等等。

◇ 常见的听觉活动包括听音乐、听戏曲、听故事、听自然音效、演奏乐器、朗读，等等。

◇ 常见的触觉活动包括感受不同质地的织物（女性常用）、感受不同质地的工具（男性常用）、手部按摩、魔术袋猜猜看、照顾萌娃和毛绒小动物，等等。

◇ 常见的嗅觉活动包括闻香猜物、泡茶、研磨咖啡、香薰、手工香皂、制作香料，等等。

◇ 常见的味觉活动包括品茶、品咖啡、自己动手做茶点、帮厨以及享受美食，等等。

> 爷爷很喜欢旅行，因为工作关系还经常出国，现在他年纪大了，还有认知症，行动也不便。我就帮他找了很多本《国家地理杂志》，每次去探望爷爷的时候，我都会和他一起把杂志里的图片剪下来，贴到一个大本子里。这是属于爷爷和我的旅行日记。
>
> 一位认知症长者的孙子

● 认知活动

认知活动是蒙台梭利照护法中很重要的活动类型，主要目的是提供脑力刺激，丰富思维，维持和促进认知功能（包括记忆、思考、分类、排序、解决问题等能力），支持认知症人士投入生活、探索周围及更大的世界。认知活动的内容可以包含自然、科学、数学、语言、地理、天文、历史、创意美术和音乐等各个领域。

> 我父亲是一位化学家。他得了认知症之后变得退缩，不喜欢参加活动。一位蒙氏活动专员在探望他的时候带来了一套水涂鸦，邀请父亲试试用毛笔沾水涂上去，看看会有什么变化。结果，原本只有简单线条的白纸上出现了美丽的花朵。父亲惊异地问怎么会这样。那一刻，我好像又看到了从前那个充满好奇心的化学家。
>
> ——一位认知症长者的女儿

在蒙台梭利面向 3~6 岁和 6~9 岁儿童的语言和科学教育中，经常使用三段卡来帮助孩子们掌握关于世界的知识（从水果、蔬菜、动物到海洋、大陆和行星），尤其是事物的命名，因此三段卡也被称作命名卡片。卡梅伦·坎普博士是率先使用三段卡与认知症长者开展认知训练活动的人，毕竟，有相当一部分认知症人士会出现语义记忆和命名方面的困难。三段卡能以无错练习的方式，帮助他们读出并记住物品的名称，重温或学习他们感兴趣的知识。看上去简单的三段卡可以拓展多种玩法，从简单的朗读、图文配对，到复杂的记忆翻牌和猜谜游戏。

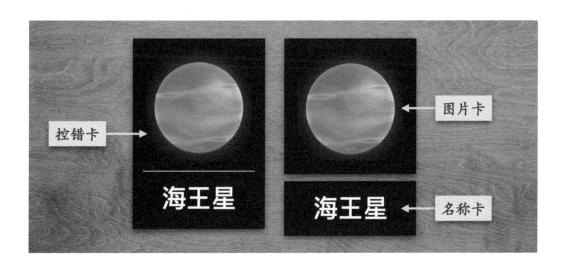

● 文化与社交活动

玛利亚·蒙台梭利博士非常重视社交环境对儿童成长的影响。在蒙台梭利教室，孩子们要学习优雅和礼仪，学习尊重和帮助他人，不打扰别人的工作，保持环境的秩序。这些社交礼仪对每个人都很重要，包括认知症人士。

一个积极的社交环境可以给人带来依恋和归属感，因此，文化与社交活动也是蒙台梭利活动的重要组成部分。它的目的是满足认知症人士与他人建立连接、彼此关爱，以及建立归属感的需求。你可以尝试采用多种方法和认知症亲人一起进行文化和社交类的活动，包括：

◇ 定期的家庭聚会，让亲人感受温暖和友爱。

◇ 在家里招待好朋友。

◇ 和好友享受下午茶。

◇ 参加社区的兴趣小组，比如美食小组、绘画小组、阅读小组，等等。

◇ 安排代际活动，让亲人有机会和孩子们在一起活动。

◇ 和其他认知症家庭建立互助关系和友谊，定期走访和活动。

> 我们在社区开了一家记忆咖啡馆，有轻度认知障碍或早期认知症的长辈也可以在这里当"店员"，家庭照护伙伴也可以带着他们的认知症亲人在这里参与各种活动。
>
> 费超｜上海尽美长者服务中心

照护伙伴可以基于对认知症亲人的了解，分别按照蒙台梭利照护法的四大活动类别来为亲人选择有意义的活动。

为亲人选择有意义的活动	
日常生活活动	感官活动
认知活动	文化和社交活动

我们无法改变认知症的破坏性影响，但我们可以改变方法、改变环境，为认知症人士的每一天提供目的和意义。这样，他们不仅能参与生活，还有机会维持甚至恢复功能，并且为家庭和社区做出贡献。

安妮·凯莉｜蒙台梭利认知症专家

准备活动物料

当你为认知症亲人选择好活动，下一步就要准备活动物料。

蒙台梭利儿童教育的一个标志性特点是让孩子们通过大量的动手操作活动来探索和学习，并且使用专门设计的学习材料（也就是教具）。蒙台梭利的教具是美丽诱人的，能吸引孩子的兴趣和注意力。教具的设计是科学精确的，其重量、大小及形状适合孩子抓握。在蒙台梭利课堂的日常实际生活区，教具都取自生活，通常由天然材料（如木材、陶瓷、金属和玻璃）制成，而不是清一色不易打碎的塑料制品。就算孩子摔坏一个碗也没有关系，因为孩子会从这个经验中学会以后要小心使用瓷器。

蒙台梭利活动教具还有两个重要特点——"难点孤立"和"错误控制"。难点孤立是指每种教具只呈现一个概念或难点，消除不必要的干扰因素，这样可以让孩子们集中注意力，不会因其他因素而分心。错误控制指的是教具在设计的时候就嵌入了内置的纠错机制，帮助孩子们发现操作中发生的错误，思考哪里出了问题，并通过一次次的重复练习来纠正错误。

我们就以几何嵌板为例。每一块嵌板的形状或大小都不一样，都能完美嵌入模板上相同形状和大小的位置。如果孩子把某一块嵌板放错地方，他就会发现嵌板和模板不匹配，就会自发地重新开始，尝试寻找正确的位置，直到成功。蒙台梭利教具的错误控制将儿童从依赖成人的帮助、指导中解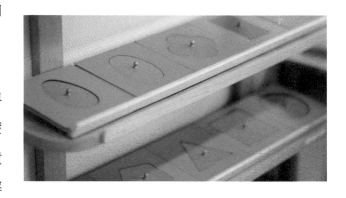放出来，锻炼孩子们的独立思考精神、专注力和意志力。

当我们为认知症亲人准备活动物料时，首先要选择让他们感到熟悉的物品。人们对熟悉的物品往往会有自发的舒适和愉快的反应。如果活动使用了亲人熟悉的物料，她就更容易和这些物品产生"连接"，并且有更多的机会来参与一个成功且有意义的活动。

日常生活中常见的物品，只要具有美感和舒服的触感，都可以作为活动物料。熟悉的物料能刺激记忆，美观和色彩鲜艳的物料能刺激感官。只要你发挥想象力，就会发现活动物料无穷无尽、随手可得。

以锻炼手部精细运动的舀球游戏为例。你可以准备好高尔夫练习球、食品夹、硅胶勺子、饼干模或大格冰块模，再加上一个与桌面和上述物料有鲜明色彩对比的托盘。这样你的亲人就能够确定活动的范围及边界，在托盘上进行舀球游戏了。

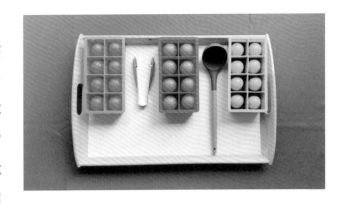

选择活动物料要考虑必要的安全性。例如，亲人如果参与帮厨活动，你可以根据她的能力来选择合适的切菜工具，但就算她的操刀技能再高，也不要使用锋利的陶瓷刀，避免受伤。同时我们也要知道，对安全的考虑并不意味着让亲人绝对隔绝生活中的风险，毕竟风险也是生活的一部分，过度的风险防范意味着剥夺选择和自由。

> **如果我住进养老院，请让我继续使用我最钟爱的英国茶具，而不是用塑料杯或纸杯替代。**
>
> 一位认知症研究者

和认知症亲人一起活动的物料，有些可以从生活中随手取得（例如日常生活用品），有些可以直接采购（例如绘画工具），也有些需要你进行适当调整以确保认知症亲人能成功使用。例如，你的亲人很喜欢一款拼图游戏，因为画面是她非常喜欢的欧洲风情，但这款拼图有 1500 片，这对亲人来说是一个无法完成的任务。在这种情况下，你可以在图片网站选购类似的欧洲风情图片，然后在淘宝寻找拼图定制的卖家，按照适合亲人能力的拼图片数（如 24 片或 48 片）进行定制。你还可以把这张图按照拼图尺寸打印出来，这样亲人就可以对照图片进行拼图，降低活动难度。

如果你的亲人喜欢阅读，你还可以为她自制读本。有些认知症人士虽然以前有看书读报的习惯，但却逐渐放弃了阅读，这容易让人误认为认知症人士会失去文字阅读和理解能力。其实，很多实践和研究表明阅读和朗诵是能够保留很久的技能。我们在工作中也经常看到这种情况：某位平时只能讲家乡话的长者却还能拿着诗词本用普通话朗诵；某位说话已经无法连贯的长者却能看着歌词本跟着大家一起唱歌。

认知症人士的阅读困难可能存在内部和外部的原因。内部原因包括视力下降或视觉信息解读困难、短时 / 工作记忆受损、难以处理大量的文字信息等。外部原因包括印刷字体太小或笔画太细、页面文字太多、页面排版过于密集、文字和底色的对比不够明显，以及环境照明不足等。如果我们能够简化文字、放大字号、加强色彩对比，为认知症人士提供特别定制的阅读材料，他们中的大多数人就都可以继续发挥他们现有的阅读能力。

如果你要和亲人一起制作她的专属读本，可以先为亲人做一个视力和阅读评估，来确认她在一尺左右的阅读距离内能轻松看清多大的字，以及是否能理解字面的意思并能够照着做。我们在这里为你提供一份近距离使用的《视力和阅读评估表》和测试页（表单样例见本章文末），你可以按照以下步骤，邀请亲人和你一起完成这个评估。

1. 把《视力和阅读评估表》和测试页打印出来。

2. 选择一个光线明亮、安静的环境进行评估。

3. 邀请亲人参加。例如你可以先这样问："妈妈，您愿意帮我一个忙吗？"等她有积极的回应之后，再说："我想知道您能看清多大的字，我们一起来看看好吗？"如果亲人需要戴眼镜看近处的东西，请她先戴上眼镜，而且要检查一下镜片是否清洁。如果亲人有时戴眼镜有时不戴，你可以为她再做一次不戴眼镜的测试，并且记录结果。

4. 请亲人用非惯用手拿好测试页，再请她阅读和做动作。

5. 从最上面的句子开始，一次指向一个句子，说："请您大声读这句话，然后照着做动作。"如果亲人的反应速度比较慢，你也可以分解指令——先请亲人大声朗读这句话，等她读完之后再请她做一下这个动作。测试页提供了用 72、48、36、24 和 16 磅字号依次排列的五个句子。测试的时候就从最上方 72 磅字号的句子开始，一句一句往下走。如果亲人阅读到某一行时表示看不清了，就不用再继续往下念了。

6. 等亲人做完测试以后，向她表达真挚的感谢："谢谢您帮我。"

7. 在评估表上做好记录。

通过视力和阅读评估，你可以了解亲人能轻松看清的字号，以及是否还能理解字面意思。基于这些了解，你就可以去开发适合她的阅读材料了。无论她喜欢古诗词还是散文或小说，你都可以和她一起把喜欢的内容挑选出来进行排版制作。排版的时候同样要注意"难点孤立"——使用她能轻松看清的字号；加大行距，让她阅读的时候不会看串行；页面四边留出较宽的空白，让文字成为视觉中心；如果读本的左右页面让她感觉困扰，你可以只选择一个页面进行排版。

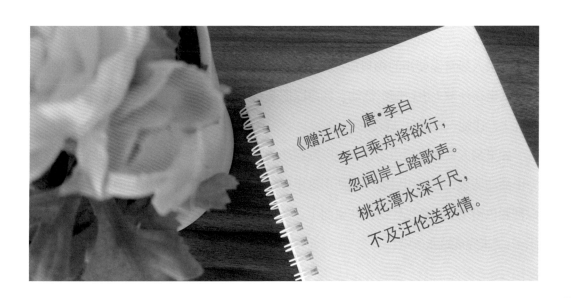

外公很喜欢朱自清先生的散文。我给外公做了测试，他能轻松看清 16 磅的字。于是，我从网上下载了朱先生的散文，用 16 磅字打印出来并做成读本。外公超喜欢我送给他的这份礼物。

一位认知症长者的外孙女

家里的"完备环境"

"完备环境"（Prepared environment，直译为"准备好的环境"）是蒙台梭利方法的专用术语，指的是环境要为促进认知症人士积极独立地参与活动做好各项准备，包括创造活动的机会和条件、设置记忆支持工具等。

如果你和亲人要在房间里开展活动，请先确保活动环境的舒适和安全，并且有充足的照明。关掉电视机或收音机，消除环境中的噪音干扰。如果你和亲人要在桌子上完成某项活动（例如绘画或桌牌游戏），你需要移除桌面上不相干的物品，避免干扰亲人的注意力。

把亲人经常需要用的物料放在活动环境中，方便亲人随时可以开始活动。例如，她喜欢坐在沙发上进行编织活动，你可以把装有毛线和毛衣针的篮子摆放在沙发旁的茶几上，让她一眼就可以看到。

如果亲人喜欢某项活动，但她自发启动的能力已经有缺损，你可以为她先布置好一个活动场景，然后引导她开始使用这里已经准备好的物料。以填色游戏为例：你可以把彩色铅笔、填色纸先摆放在桌面上，在填色纸上先画出几个颜色，再放上一张提示卡："来完成这张画吧！"

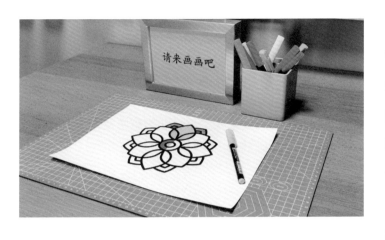

提示卡是蒙台梭利活动中经常使用的工具，运用文字和图案为亲人提供重要信息，常用于弥补工作记忆和陈述性记忆的缺损，鼓励亲人自主启动某项活动。提示卡的设计原则很简单，那就是"难点孤立"：一张提示卡上只提供一个信息。

活动中经常使用的工具还有模板，是指让亲人参照着摆放物品的图样或纸板，以支持亲人更好地完成某项活动。如果某天你邀请亲友来家里做客，希望认知症亲人帮你在餐前摆桌，你可以设计一张模板，请亲人按照模板依次摆好勺子、盘子和碗筷。

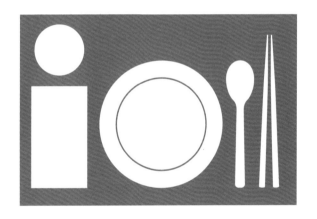

如果认知症亲人的某些活动是每天或每周都要进行的，你可以把这些活动写在日程表上，形成生活常规。日程表能够弥补记忆缺损，提高可预测性，降低对未知事件的焦虑，是认知症照护常用的记忆辅助工具。日程表可以放在亲人在家中活动较多的区域（比如客厅或餐厅），并配合日历和大钟表一起使用，方便亲人更好地进行时间定向。

活动前的其他准备

在活动之前，你要先确保亲人处于一种舒适的状态，没有疼痛或不舒服，也没有受到饥饿或口渴的困扰。因为这些问题会影响到亲人参与活动的意愿及专注力。在开始活动前，你可以引导亲人先上厕所。

> 我为奶奶准备的搭积木活动让她很开心。我们一刻不停地玩，最后她都不小心尿裤子了。这下我可长记性了，以后和奶奶一起玩之前一定要先带她去上厕所。
>
> 一位活动专员

检查亲人是否需要佩戴眼镜或助听器。很多年长者都有听力或视力缺损，而佩戴助听器或眼镜可以改善他们的活动体验。

如果进行桌面活动，你要注意座椅的舒适度，以及座椅与桌面的高差，最好能让坐在座椅上的亲人的手肘可以轻松地搭在桌面上。如果亲人只能坐在床上活动，你可以支一个床用餐架，让他在餐架上进行活动。

在和亲人活动之前，你还需要评估并调整自己的情绪状态，这将有助于最大限度地减少不经意间释放负面情绪的概率。由于照护角色的压力因素，家庭照护伙伴有时会感到失落、伤心或愤怒，有时还会因为身体不舒服或生活中的其他事情而变得烦躁或生气。这些感受都是可以理解的。然而，认知症亲人并不了解你为什么烦躁或生气，他可能会认为你的情绪是冲着他来的，而且可能会对这种情绪做出反应。因此，如果你察觉到自己的情绪不佳，可以通过深呼吸和放松身体等方式进行调节，然后再和认知症亲人进行交流和活动。如果你觉得自己一时摆脱不了这种情绪状态，那也没有关系，你可以选择容易一些的活动，请亲人相对独立地完成，或者干脆找帮手来陪伴亲人进行活动。

开展活动的方法

与认知症亲人一起开展活动的时候，你可以基于蒙台梭利活动的理念和方法，让亲人更好地参与并获得成功。

● 始终邀请亲人参加

在开始任何一个活动之前，你都可以用邀请的方式（而不是要求），询问亲人是否愿意帮忙，或者陪你一起进行活动。例如"妈妈，您愿意和我一起准备晚餐吗？""老爸，您愿意帮我一个忙吗？"邀请意味着你非常重视亲人的价值，尊重他们的意愿和选择。这会帮助你在活动开始前和亲人建立起友好的连接。

● 尽可能提供选择

在活动开始前和进行中，你都可以为亲人提供选择的机会。例如，在帮厨活动前，你可以这样问："您想帮我摘豆角，还是洗青菜呢？"在下午茶前，你可以这样问："您想帮我泡茶，还是榨橙汁呢？"在为亲人提供选择的时候，最好同时给出视觉提示，这会让她更容易做出决定。例如，拿着豆角和青菜，请她选择。

● 多演示，少说话

和认知症亲人一起活动时，不要光告诉他们如何去做，而是要向他们演示。这是因为他们处理词汇的能力可能已经有所缺失，但依然可以尝试去理解你的动作和其他视觉线索。

你在演示的时候要少说话，因为这会分散她的注意力，使她难以跟随你的动作。有一点很重要——那就是每次只演示一个步骤，而不是整个流程。因为一次展示得太多，亲人可能记不住（要知道她的工作记忆是受损的），容易导致困惑和挫败。你可以坐在她的惯用手一侧来示范，等她完成这一步，你再演示下一步。亲人的认知症程度越高，逐步演示就越重要。

对于大多数有认知症的年长者来说，他们的大脑已经无法处理又快又多的信息。因此，无论说话还是做动作，你在示范时都要放慢速度，可以在活动中观察亲人的反应，以确定最合适的速度。一般来说，最佳速度就是与她动作的节奏相匹配。

> *如果你告诉他们（儿童），他们只会看着你的嘴唇；如果你演示给他们看，他们就会想自己做。*
>
> 玛利亚·蒙台梭利博士

● 给亲人一些可以抓握的东西

认知症亲人可能需要一点时间来适应一项活动。为了让亲人参与进来，你可以请亲人从抓握活动物料开始，看看他是否会对这项活动有兴趣。这样等他准备好的时候，他就自然而然地加入进来了。如果你给他的这样东西对他来说刚好是有意义的，那么你们之间将建立起更强大的情感连接。

● 从简单到复杂、从具体到抽象

每个活动最好都从简单的版本开始，逐渐增加难度。认知症人士的生活中有很多他们无法应付的事情，活动不应该给他们带来额外的压力。反之，如果活动过于简单，则可能会让亲人失去兴趣。活动需要为亲人提供机会，让他在做这件事的过程中感到自己有能力，并且能够获得认可。

我们就以使用衣夹锻炼手部精细运动功能为例。你可以请亲人从需要较小力道的小衣夹开始，用小衣夹夹住袜子或小毛巾；如果亲人顺利完成，就可以请他尝试使用需要较大力道的大衣夹，夹住浴巾或裤子。

利用三段卡或九宫格做物品配对练习也一样，你可以让亲人先从具象的图片配对开始，然后再练习用具象的图片匹配抽象的文字名称，完成从具体到抽象的难度升级。

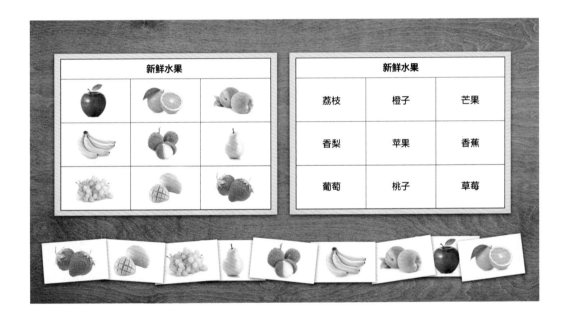

● 难点孤立、任务分解

你有时候可能会希望和认知症亲人一起尝试一些以前从未做过的新鲜活动。在这种情况下，你可以采取蒙台梭利"难点孤立"和"任务分解"的方法，把活动简单化，让亲人更容易去尝试。

例如，以前你们可能只做过简单的填色游戏，但现在你希望和亲人挑战更高难度——用丙烯颜料作画。你可以先从很少的几种颜料开始，比如请亲人选择他最喜欢的三种颜色，并把颜色挤在一个小颜料盘里；选择较小的纸张，B4 到 A4 幅面就好，避免太大的空白纸张令人畏难；准备好画刷和盛着清水的杯子，用自由涂鸦的方式把颜色刷在纸上。

绘画是一个需要多步骤完成的任务。你可以坐在亲人的身边，在你们的面前摆放好同样的绘画材料。你先进行示范，用画刷蘸上颜料，在纸上刷出第一抹颜色，然后请亲人学着你的动作，也用画刷蘸上他喜欢的颜色并刷出第一笔。重复几次这个步骤，等亲人已经掌握使用画刷的技能后，你就可以鼓励亲人按照自己的想象力，自由使用颜料进行创作，直到他认为已经完成了这个作品。如果他对自己的画作很满意，你还可以把画装裱好挂在家里。

认知症人士都是活在当下的"艺术家"。当他们的语言交流和逻辑思考能力退化时，直觉和感受会更加敏锐，自由绘画是他们自我表达的绝佳方式。你能想象吗，我们这本书的封面就是源自一位认知症长者的画作——《家》！

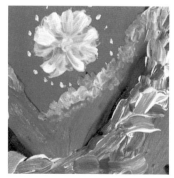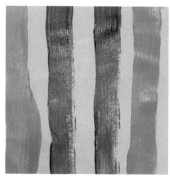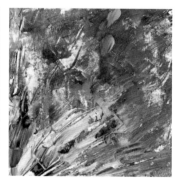

上海尽美记忆家的长者画作

● 零挫折，保持灵活

活动的目的是为了开心，带来成就感和满足感，这比什么都重要。在活动中，认知症亲人并不需要所有事情都做对。如果她在活动的时候表现得很开心，那么就算做错了又怎么样呢？

如果活动物料设计得当（具备"难点孤立"和"错误控制"的特点），认知症亲人很可能自己就能发现错误并自我纠正。因此，你在活动中要保持灵活、耐心和鼓励，给亲人自我纠正的机会。如果亲人对自己的错误感到沮丧，那就到了要调整活动难度的时候了，或者换一个他更容易完成的活动。

● 在活动结束时表达感谢

当亲人完成了一项活动，你要在结束时向他致谢，并询问他是否喜欢这项活动，是否愿意以后再做一次。虽然活动是由你设计和发起的，但这样的询问会让亲人感受到他是被尊重和欣赏的，而且活动尽在他自己的掌控中。

准备活动说明单

有时候，你需要邀请其他家人或好友和认知症亲人一起活动，这样你就有机会好好休息一下。请记住，要照顾好亲人，首先要照顾好你自己。

在家人和朋友参与活动之前，你要告诉他们与你的认知症亲人一起活动的方法和需要特别注意的地方。你可以制作一份活动说明单，放在活动物料的盒子里，请他们依照说明单上的提示来陪伴你的亲人一起活动。

在这里，我们为你提供一个活动说明单的样例，供你参考。

串珠活动说明单	
活动物料	· 不同形状的六色串珠和六色彩绳。所有物料都放在贴有"串珠"标签的透明储物盒中。 · 两个木质白底托盘。
活动前的 准备	· 摆好椅子。你将坐在她的右手边。 · 收走桌上的其他物品，在桌面上摆好串珠储物盒和托盘。
活动说明	1. 向她发出邀请："您愿意教我串珠子吗？" 2. 坐在她身边，观察她串珠的方式，她目前能自己串单色珠子。当她完成后，真诚赞美。 3. 鼓励她尝试更高难度的双色串珠。"我们试试双色，好吗？"然后请她挑选她喜欢的两种颜色，分色摆放。 4. 为她做示范，"您先看我这样串，行吗?"按照她的速度，把几颗珠子隔色串起来，提示她："您也一起来，好吗?" 5. 观察和陪伴她串珠，接受她串珠的方式（不要求一定隔色）。 6. 等她完成串珠后，表达感谢："谢谢您陪我一起串珠！" 7. 如果她愿意，可继续进行三色、四色的串珠游戏。 8. 活动结束后，请她帮忙和你一起把串珠和彩绳放回透明储物盒，并再次感谢。

视力与阅读评估表

字号	句子	是否能阅读	能否完成动作
72	拍拍我的头		
48	咧嘴笑一笑		
36	指指天花板		
24	摸摸我的鼻子		
16	眨眨我的眼睛		
12	敲一敲桌子		

备注

评估日期

拍拍我的头

咧嘴笑一笑

指指天花板

摸摸我的鼻子

眨眨我的眼睛

敲一敲桌子

6

行为照护与支持

- 重新思考"精神行为症状"

- 为什么会出现行为变化

- 行为照护的原则

- 认知症常见行为的照护方法

- 合理用药，避免伤害

如果我们不能走入他们的世界，就意味着把他们留在那里苦苦挣扎。

洪立

重新思考"精神行为症状"

在第一章，你已经知道认知症人士的情绪和行为会出现显著的变化。这些变化不仅给认知症人士自身造成痛苦，也给照护者及周围的人带来了不同程度的困扰。

早在一个多世纪前，德国精神科医师和神经病理学家阿洛伊斯·阿尔茨海默就非常详细地记录了一位 50 岁的女病人奥古斯特·德特尔（Augeste Deter）所表现出来的情绪和行为变化——认定自己丈夫不忠、家人背叛和遗弃自己；出现幻觉；到了晚间病情似乎会进一步恶化，表现为无法入睡、言语混乱、时常尖叫。这些不同寻常的表现对很多照护伙伴来说都不陌生。

在很长时间里，出现情绪和行为"异常"的阿尔茨海默病或其他类型的认知症人士被当成精神病人来接受治疗和看护，就像一百多年前的奥古斯特一样。事实上，当年奥古斯特就是在德国法兰克福的一家精神病院与阿尔茨海默医生会面的。从阿尔茨海默医生的记录中可以发现，每当奥古斯特被问及她无法回答的问题时，她会不断做出这样的回答："我迷失了我自己。"这从某种程度上证明，认知症人士对自己的变化并非一无所知。当奥古斯特无法记忆、无法表达、妄想猜疑的时候，她何尝不在经历着巨大的痛苦。

对伴随认知症的情绪行为变化的关注始于 20 世纪 80 年代。一些研究者将这些变化归因于神经病理学，而另一些研究者则更多地关注人格因素和社会因素。数个区别于常见精神病的行为和心理量表（例如《柯恩 - 曼斯菲尔德激越情绪行为量表》《康奈尔痴呆抑郁量表》和《神经精神科问卷》等）被开发出来，专门用于认知症的临床评估及研究。

1996 年，国际老年精神病协会（由全球老年精神健康领域专业工作者组建的专业协会，简称 IPA）召开了关于认知症行为障碍的共识会议。其后，IPA 又在 1999 年召开了更新共识会议，由 16 个国家的 60 多名专家组成的共识小组发表声明，提出一个新的术语——"认知症的行为和心理症状"（Behavioral And Psychological Symptoms Of Dementia，简称 BPSD，中国医学界将其翻译为"痴呆的精神行为症状"），用于定义认知症患者经常发生的感知、思维内容、情绪或行为紊乱的症状。BPSD 这个术语的横空出世，正式将认知症相关的行为和心理症状与常见精神病的症状区分开来，同时意味着诊断、治疗和照护也需要区别于常见精神病。这在当时有着重大和积极的意义。

从下面的表单中，你可以看到行为、心理及精神症状的一些具体表现。

行为症状	· 躁动、坐立不安 · 发出异常的声音（如哭泣、尖叫、哀嚎） · 言语攻击（如咒骂、恐吓、侮辱他人） · 肢体攻击（如推搡、击打、揪扯、咬人） · 破坏环境（如损坏家具和设备） · 重复说话或提问，或重复某个行为 · 打扰其他人的谈话或活动 · 抗拒照顾。对一些事情反应过度 · 进入不应去的区域，或"逃离"家或机构 · 在卫生间或马桶以外的地方排泄

接上表

	· 吃不是食物的东西 · 捡垃圾、囤积、藏东西 · 易冲动，无法控制本能（性或其他方面） · 夜间无法安睡（常常起床走动或频繁如厕）
心理 / 精神症状	· 焦虑 · 抑郁、情绪低落 · 淡漠 · 幻觉、错觉 · 妄想和猜疑

当老年精神健康临床医生开始使用 BPSD 时，老年照护业界也在使用"挑战性的行为""棘手的行为""问题行为""令人不安的行为""周边症状"这样的术语来描述认知症人士出现的情绪及行为变化。不过，进入 21 世纪以后，越来越多的专业工作者开始以批判性思维对上述术语（包括 BPSD/ 痴呆的精神行为症状）提出质疑。

语言的力量是强大的，它会直接影响我们自己以及周围的人对认知症人士的看法。如果把认知症人士出现的情绪和行为变化贴上"挑战的""棘手的""令人不安的"之类的标签，我们就会在潜意识里站到认知症人士的对立面，难以走进他们的世界去理解到底发生了什么，更不用说提供妥善的照顾和支持了。另外，当人们一看到"症状"这个词，就可能认为这些都是认知症造成的，应该去治疗，尤其是要进行药物治疗。这就有可能导致情绪行为改变的真正原因没有得到识别，而神经和精神药物却被不当使用。多项研究表明，大多数认知症人士并不能从抗精神病药物中获益，甚至会面临更高的健康风险。

我们自己关于"痴呆的精神行为症状"的反思始于 2013 年。当时我们和王华丽教授团队一起编制认知症照护课程。在开内部讨论会的时候，华丽推荐了美国认知症专家约翰·泽塞尔（John Zeisel）博士在 2009 年出版的一本书，书名是《我依然在这里——认知症照护的新理念》。华丽说，书中对如何定义认知症的行为症状有着独特而深刻的视角，值得参考。

听了华丽的推荐，我们第一时间找到原版书阅读，发现书中真的有醍醐灌顶般的启示。泽塞尔博士在书里这样说："大多数人——包括很多专业和非专业人士——会把认知症人士发生的行为变化都用'症状'这个术语来表达，而不管到底是什么原因导致了这些行为。但是，这些行为往往是认知症人士对不恰当的照顾、身体的不适，以及对外部环境的一个反应。"

这让我们联想起探访养老院时所遭遇的认知症长者的各种"问题行为"。固然，认知症会导致一个人出现记忆、定向、思考以及情绪行为调控的困难。不过，在长长的走廊里误闯到其他长者的房间，有没有可能是机构一模一样、没有个性化装饰的房门恶化了定向障碍呢？抗拒护理员给自己洗澡，有没有可能是因为护理员过于急切地要完成任务而导致了不适呢？产生漠然或抑郁的情绪，有没有可能是因为缺乏有意义的活动参与机会呢？屡屡想"逃离"机构"回家"，有没有可能是因为想离开陌生嘈杂的环境、或想摆脱无聊又无趣的生活呢？

2014 年母亲节过后不久，美国 CBS 电视台播出了一条标题为《当爱已成本能》的特别报道，彻底颠覆了我们对于"游荡行为"的认知。那一年母亲节的前一天，在美国阿肯色州的小岩石城，八十多岁的梅尔文老伯离家出走，不见踪影。梅尔文在2011 年被诊断为阿尔茨海默病。认知症人士出现游荡、继而走失的情况并不少见。根据统计，大约有 60% 以上的认知症人士出现过游荡走失的情况，也正因如此，游荡被列在认知症的行为症状清单里。梅尔文的妻子桃瑞丝心急如焚，因为梅尔文平常在街区走动都需要陪伴。丈夫离家出走 40 分钟后，桃瑞丝报了警。

小岩石城的两名警察——格里斯比警长与狄拉尔德警官在离家两英里[①]外找到了

---

① 1 英里 = 1. 609 344 公里——编者注。

梅尔文。格里斯比警长在接受记者采访时说，当时梅尔文的思维绝对清晰。尽管梅尔文不清楚自己的具体住址，但是他非常坚决地表示，他不买到花就不回家。第二天就是母亲节，他要买花送给妻子。自从他们的第一个孩子出生，梅尔文在每个母亲节都会给妻子买花，现在的他也不想让妻子失望。

两位警官别无选择，直接把梅尔文带到超市，帮梅尔文选了花。结账时，梅尔文没有带够钱，警官就从他的身后悄悄地把零钱塞给了收银员。他们给了梅尔文尊重和尊严。当梅尔文捧着手中的玫瑰微笑着出现在门口的台阶上，桃瑞丝的心都碎了。她连声说着"谢谢，谢谢"，因为她在 60 年前就爱上的那个男人依然还在这里；在认知症的外表下，赤诚纯洁的心依然闪耀。

这个真实的故事让我们重新思考认知症人士情绪和行为的改变，而不是简单粗暴地去贴一个"痴呆的精神行为症状"的标签，把这些改变当作认知症的必然。每每看到或听到某位认知症人士出现情绪和行为变化时，我们的第一反应往往是究竟是什么导致了这些变化。当我们相信认知症人士所做的事情是有可解释的意义，我们就要开始寻找原因，不能因为他们有认知症而妄断、贴标签或者误解他们，更不能在未排查原因的情况下直接采用物理或药物方法去约束他们，而后者是直到今天也依然会在居家或养老机构照护中经常发生的、令人痛心的现状。

引起认知症的疾病的确会给不同的脑区造成损害，进而影响一个人的记忆、思考、感知觉和沟通技能，有些则直接导致行为或精神症状的发生——例如路易体认知症常见的幻觉。这意味着和过去相比，认知症人士对周围世界的理解和体验发生了很大的变化。

同时，每一位认知症人士都会以自己的方式与外部环境进行互动。他们的个人表达（包括言语、手势、动作和表情）往往都是有意义的，是在传递他们的意愿、选择和需求，交流他们对一些事情的关心，或是对周围的人或者环境做出反应。也就是说，情绪和行为变化是认知症人士对外沟通的重要方式。要了解这些行为的含义，我们就需要从他们的视角出发，观察和体会他们的感受，思考到底是什么原因让他们出现了这样的行为。

> 在入住养老院之前，我的妈妈每天都要在楼下遛弯至少一个小时。养老院虽然有足够的户外活动空间，但是妈妈所住的专区是封闭的，长者无法自由出入。护理人员向我反映说我妈妈经常在专区不停踱步，而且多次守在电梯边试图逃离。我想我妈妈的行为实际上是一种正常反应——谁愿意一直过被监禁的日子呢？
>
> 一位认知症长者的女儿

2018 年 6 月我们访问澳大利亚，在哈蒙德照护（HammondCare）进行深度考察和学习。哈蒙德照护是一家在认知症照护领域表现出色的老年照护集团，领导着"澳大利亚认知症支持服务"（Dementia Support Australia，简称 DSA）项目。DSA 由澳大利亚政府资助，聚集于认知症行为照护。无论认知症人士生活在哪里，只要情绪和行为的改变让照护伙伴感到难以应对，都可以向 DSA 求助。DSA 遍布全国的咨询师会通过电话或上门服务对个案进行评估和建议，并为个案所在家庭或机构的照护伙伴提供指导。相关费用均由政府支付。

DSA 对每个行为支持个案服务都有完整的记录，其中有一项统计引起了我们的极大关注，那就是导致认知症人士行为发生变化的触发原因。DSA 列出了 50 多种行为触发原因，其中最常见的两个原因与认知障碍并无直接关联——疼痛高居第一位，照护者的方法则当仁不让地排在第二位。这个数据告诉我们，如果认知症人士发生情绪和行为的变化，首先就要排除疼痛和不适，然后就要检视照护方法中存在的问题，而不能把所有的行为改变都归咎于认知症。

DSA 的数据同时显示，每个行为个案平均有五个确定的触发因素，这也印证了认知症行为的复杂性。很明显，虽然认知症人士的行为的确会受累于脑部病理损伤，但同时也涉及横跨生理、心理、社会及环境领域的一系列因素。

这些年来我们与全国的认知症家庭和养老机构的照护团队一起工作，常常看到这样的求助：老人不吃饭怎么办？老人不肯洗澡怎么办？老人晚上不睡觉起来躁动怎么办？老人为什么老是玩粪便？老人闹着要回家怎么办？在中国，照护伙伴面临的问题是这里没有一个像 DSA 这样的行为支持协作网络，没有咨询师能够马上上门进行行为评估、分析、计划和辅导；家庭或机构所在的城市也不一定有深谙认知症行为照护的医生；即便有医生，每次看病的时间都很有限，医生无法掌握全盘信息，也无法按照一个有效的流程进行仔细判断。虽然临床指南清清楚楚地把"非药物干预"列为"痴呆的精神行为症状"治疗方法的一线推荐，但是在真正的临床实践中，神经和精神药物的使用往往就是不得已的唯一选择。

但是，我们不应该仅仅只有这一种选择。在药物之外，照护伙伴可以通过观察和排查行为发生的原因来发现认知症亲人未被满足的需求；可以通过调整环境和照护方法来降低行为的发生频率及严重程度；可以与医生建立更好的沟通，在必要的时候寻求医疗帮助。

现在，就让我们从行为背后的原因开始吧！

为什么会出现行为变化

认知症人士出现行为变化，通常来说主要有四个方面的原因：脑部病理损伤、未被满足的需求、压力阈值下降，以及外部触发原因。在大多数情况下，所谓"行为和心理症状"是上述原因相互作用、相互影响的结果。

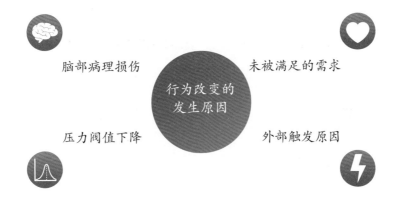

脑部病理损伤　未被满足的需求

行为改变的
发生原因

压力阈值下降　外部触发原因

脑部病理损伤

在第一章，你已经了解到人脑的工作方式——从神经细胞、神经递质到脑的结构与功能。认知症无论以何种形式存在，都与神经退化和脑功能的改变有关。因此不可否认的是，不同脑区的进行性损害及神经递质功能紊乱是造成某些行为改变的一部分原因。例如：

◇　前额叶受损，可能导致学习、思考和判断力下降；做事能力下降；缺乏主动性，无法启动一个活动；无法很好地调节情绪，对外界做出一个恰当反应。前额叶受损也可能导致不恰当的社交行为。

◇　颞叶受损，可能导致记忆下降；语言理解和表达能力下降；命名人脸和物体发生困难等问题。有的人会失语，但也有人会不停地说话。

◇　顶叶受损，可能导致无法准确地识别物体；做事协调能力下降；空间定位能力下降。

◇　枕叶受损，可能导致无法准确地识别物体或人的距离。

◇　边缘系统受损，可能导致记忆下降；无法控制恐惧或愤怒；睡眠和饮食模式受到影响。

同时，人脑并不是孤立存在的。照护伙伴还需要理解导致行为改变的生理、心理、社会及环境因素，就像 DSA 的行为触发原因数据分析告诉我们的那样。

未被满足的需求

每个人都有生理、心理、社交和精神层面的需求。当认知症人士有着未被满足的需求、而且又无法清晰地表达这些需求时，就可能以情绪和行为改变的方式呈现出来。

人的需求多种多样，而且有着不同层次。心理学家开发过不同的需求模型，最为著名的是美国社会心理学家亚伯拉罕·马斯洛（Abraham Harold Maslow）的需求层次模型。

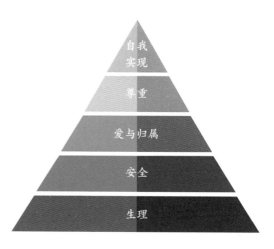

马斯洛的需求模型

● 生理需求

马斯洛把生理需求放在了需求金字塔的最底层，这意味着与生存相关的需求是更高层次需求的基础。如果认知症人士由于生理需求未得到满足（例如渴了、饿了、想上厕所、睡眠不足），或者由于身体健康原因感觉不舒服时，就有可能出现情绪和行为的变化。这些身体健康原因包括：

每当我们遇到照护伙伴前来咨询关于情绪和行为变化的问题时，我们都会请照护伙伴首先确认他们所照顾的认知症人士的生理需求是否得到满足，有没有身体上的疼痛和不适。

·疼痛	·谵妄	·皮肤感染/瘙痒
·骨折和受伤	·听力/视力问题	·睡眠障碍
·发烧	·身体移动问题	·头痛
·脱水	·口腔健康状况不佳	·疲劳
·便秘	·泌尿系统感染	·血糖异常波动
·失禁	·呼吸道和肺部感染	·其他慢性病

> 我婆婆前两天不仅尿急尿频，而且每次上厕所都使劲哭叫。我们赶紧带她看医生，才知道是尿路感染惹的祸。
>
> —— 一位认知症长者的儿媳

身体原因的排查还包括审核药物，例如是不是药物的副作用导致行为改变，最近是不是有停药的情况，或者是不是使用了新的处方。

> 前段时间疫情封控，我们无法去医院为老妈拿药。老妈有严重的关节炎。如果没有止痛药，只要稍微动一动，她就会喊疼，一直躺着不肯起来。
>
> —— 一位认知症长者的女儿

● **心理和社交需求**

在生活中，照护者往往更多关注认知症人士在身体及生活方面的照顾（如饮食、清洁和如厕），却容易忽视心理、社交及精神方面的需求。

以人为中心的认知症照护的开创者汤姆·基特伍德教授特别强调人格的存在——

一个人即便有认知症，他的人格也应得到认可、尊重和信任。基特伍德教授指出，所谓"挑战性的行为"在不支持人格的照护环境中更为常见。他用这样一朵花来告诉我们——在为认知症人士提供照护的时候需要铭记，虽然他们有认知功能的缺损，但他们和我们一样有着作为人的基本心理及社交需求。

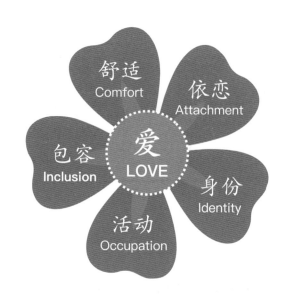

◇ **舒适（Comfort）**：温柔、亲密和自在的感受，以及因为他人赋予的共情和安慰而带来的安全感，能够平复焦虑、舒缓痛苦和悲伤。认知症人士特别需要这种舒适安全的感觉。

◇ **依恋（Attachment）**：建立有意义的关系和情感联结。这是人类渴望亲近的一种本能。这种本能对于认知症人士来说可能更为强烈。

◇ **身份（Identity）**：知道自己是谁的自我意识。这意味着认知症人士的身份和人格要得到尊重，他们继续在家庭或社会中拥有有意义的角色。

◇ **活动（Occupation）**：认知症人士依然可以通过参与活动发挥自己的学识和技能，继续做有意义的事来充实自己。

◇ **包容（Inclusion）**：认知症人士需要感受到自己是被接纳、被包容和受欢迎的，而不是遭受忽视、隔离甚至虐待。在一个包容性的社交环境中，他们可以与他人互动，并获得归属感。

一个有着积极情感的社交环境可以最大限度地减少认知症的致残结果。汤姆·基特伍德教授认为，如果这些心理及社交需求得到满足，一个人就会体会到被爱的幸福感。因此在这朵花的中心，教授填上了**爱（Love）**。

压力阈值下降

压力阈值指的是一个人能够承受压力的最低临界点。

认知症会降低一个人处理日常压力的能力，增加对环境压力的敏感性。由于记忆、定向、推理和解决问题等认知功能受损，认知症人士在日常生活中会比常人遭遇更多的困难。他们往往搞不清楚周围究竟发生了什么，以及未来还会发生什么。困惑、过度担心、焦虑以及身心疲惫是经常伴随他们的感受。这些都给他们的日常生活带来了额外的压力。因此，有时候很小的一件事就有可能导致认知症人士出现很大的行为反应。

这也是为什么减少压力和日常放松会成为幸福彩虹好好生活策略之一。聪明的照护伙伴会识别和消除环境中累积的压力源，同时为认知症亲人安排休息时间和放松活动，让他们更有效地应对日常压力。

外部触发原因

当认知症人士身处一个物理环境或社交环境时，他们对环境中的一切都有自己的体验和感受。他们依然能够捕捉他人的态度、情绪和行为，并且对此有所反应。一个消极的物理或社交环境会导致进一步的功能下降，并触发行为改变。

● 照护者因素

认知症亲人的身体机能和生活自理能力在慢慢衰退，而沟通能力的下降又让他们无法清晰准确地表达自己的想法。如果照护者不能理解亲人要什么，不能在日常生活中及时响应他们的需求，或者由于态度、沟通、操作技能等问题让亲人感觉不舒服，就可能触发行为改变。

如果你在协助亲人完成某个生活自理任务时，他出现了抗拒行为，你不妨进行一下回顾和反思：

◇ 我请他做的事是不是超出了他的能力？

◇ 我讲的话足够简单吗？他能理解吗？我的非语言表达是温和友好的吗？

◇ 我是不是做得太快了，没有给他充足的反应时间？

◇ 我有没有一步一步地引导，让他能够理解并做好准备？

◇ 我有没有尊重他的意见，而且提供了选择？

◇ 我有没有忽视他的一些细微的举动，结果导致了他的抗拒？

◇ 我是不是太急于完成这件事，而没有顾及他的感受？

◇ 在照顾过程中，我有没有鼓励和支持他的参与？

● 物理环境因素

某些物理环境因素可能会触发认知症人士的行为改变，例如：

◇ 室内光线昏暗，导致出现错觉或幻觉。

◇ 太多的噪音令他烦躁不安。

◇ 浴室环境温度过低，让他不愿意脱下衣服洗澡。

◇ 环境中缺乏视觉提示，他因为找不到自己想要去的地方或找不到想要的物品而着急恼怒。

◇ 生活环境改变。比如搬家到养老机构，因为陌生、混乱的环境和过度刺激，导致他想要回到熟悉和安全的地方——"我要回家！"

我先生有一次在走廊一下子紧紧抓住女护理员的双臂，拖着她走。幸好有其他人及时赶来把护理员解救出来。后来，护理主任和我一起调监控看，发现当时护理员扶着我先生从光线很好的走廊进入昏暗的护理区。我先生停在那里犹豫，护理员试图拽他往里走。结果，我先生就出手了。

——一位认知症人士的爱人

● 社交环境因素（周围的人）

如果认知症亲人在家庭或社区活动时出现行为改变，照护伙伴需要观察社交环境中的触发因素。他在这个环境中是受欢迎和受尊重的吗？周围的人有没有像逗小孩一样逗他，或者把他排斥在活动之外？他的言谈举止有没有被误解？他的愿望和选择有没有被忽视？

● 负面情感记忆的触发因素

认知症人士如果在一生中经历过带有强烈负面情感的重大事件，例如战争、饥荒、自然灾害、逃难、家庭或工作的重大变故等，可能在他们脑海中留下创伤性的记忆。荷兰著名脑科学家、《我即我脑》一书的作者迪克·斯瓦伯（Dick Swaab）指出：杏仁核位于海马的正前方，通过应激激素皮质醇，记忆那些携带着强烈情感负荷的信息。其结果是创伤性的经历立即能被长久地储存到长时记忆中。如果生活及社交环境中出现的某些感官刺激与久远以前发生过的情景有相似之处，就可能触发他们的创伤性记忆，进而引发痛苦的情绪行为变化。

> 我父亲死也不肯淋浴。后来，大姑告诉我们，小时候家乡遇到过洪水，父亲当时才5岁，差点被洪水冲走。这就解释了他现在为什么那么怕水。
>
> 一位认知症长者的女儿

如果照护伙伴能够识别哪些外部因素触发了亲人的行为改变，就可以采取针对性的措施，减少这些外部触发因素，从而也减少亲人的痛苦或不安。

行为照护的原则

如果亲人出现了情绪行为的变化，照护伙伴首先需要放下旧有的观念和评判，不要把这些变化当作认知症的必然症状（虽然有些情况的确是认知症的症状表现，例如幻觉），而是要理解行为背后都是有原因的，要去探寻行为背后的意义。

你可以从亲人的视角仔细观察和体会到底发生了什么，尝试问一问自己：他为什么会出现这样的行为？他是有未被满足的需求，还是在表达他对周围人或环境的反应？从他的视角看，他的行为有没有合理性？他的行为真的是"问题"吗？带来的困扰到底有多大？一定要"干预"吗？

尊重和认可他的感受，并采取方法满足他必要的需求、缓解他的痛苦。有时候改变我们的想法、沟通方法和照护方式，就有可能带来积极的效果，并促进我们和认知症亲人的关系。

不同于认知症的核心症状（即认知功能的持续减退），认知症的行为和心理症状在很多时候是可以成功预防的。熟悉安全的环境、平和友爱的沟通、有意义的活动、轻松无压力的陪伴和相处、适当的身体活动、接触自然和阳光、做好健康和基础病的管理、消除生活中容易触发亲人情绪和行为改变的因素……这些都可以有效降低认知症相关行为的发生频率和严重程度。重要的是要给予亲人尊重、理解和耐心。剥开认知症的外表，每一位有认知症的人都是有着独特个性、品质和生活经历的个体，他们对于周围人对待自己的态度依然保持着敏感和直觉。

如果亲人出现了情绪行为的改变，你可以参照下面的有序步骤，为亲人提供照护和支持。

第一步：评估行为的风险程度

当亲人出现行为变化，你首先要评估这个行为给亲人自己、给你或者其他人带来的风险。如果这一行为是高风险的（例如严重的攻击，甚至造成伤害的行为），或者疑似由谵妄或其他严重的躯体疾病导致的突然的意识和行为混乱，请立即拨打 120 急救电话，送亲人前去就医。

第二步：观察和识别行为触发原因

大多数情况下，认知症相关行为不会给亲人自己或他人造成伤害。但如果某个行为一直造成困扰，给你或亲人都带来痛苦，就需要认真对待，寻找导致这一行为的原因。

你可以按照下述顺序逐一排查反应式行为的原因：

步骤	触发原因	是	否	不清楚
1	是否有生理需求未得到满足？			
2	是否有疼痛和不适，或者其他身体健康因素？			
3	是否为药物副作用的影响？			
4	是否因为照护者和/或其他人的沟通和/或行为而触发？			
5	是否存在环境因素？			
6	生活常规近期是否有改变、或被打乱？			
7	是否有心理/社交/精神方面的需求未得到满足？			
8	是否与过去生活/工作经历（尤其是创伤史）有关？			
9	其他可能的触发因素？			

第三步：针对原因提供支持

如果能够排查出亲人出现行为改变的原因，照护伙伴就可以有针对性地为亲人提供照护和支持。如果是因为身体不适或药物副作用，你可以及时寻求医疗帮助；如果是照护者因素触发了亲人的行为，你可以和其他参与照护的人调整态度、沟通和技巧，减少照护中的误解或冲突，更好地为亲人提供支持。

经过一段时间（大约 3~4 周），你可以评估一下亲人的行为是否有所改善。认知症相关行为的预防或照护并不是要彻底消除某一行为。只要这一行为的严重程度、发生频率、带来困扰和痛苦的程度有所缓解，就可以视为得到改善。

第四步：如果需要，转诊老年精神科

如果亲人的行为经过一段时间之后并没有缓解，依然带来困扰甚至更加严重，你就需要带亲人去看熟悉认知症的老年精神科医生。医生一般会在综合考虑患者的疾病类型、情绪行为及精神状态改变的可能原因、严重程度，以及有无其他非药物干预方案之后，决定是否使用药物治疗。因此，在就医之前，你需要准备好关于亲人情绪行为表现的准确、充分的信息，便于医生做出准确判断。

	准备就医的信息清单
1	行为的具体描述： ·发生的时间、地点、持续的时长。 ·行为出现之前发生了什么，当时是如何应对的，结果如何。 ·行为是否经常发生，发生的频率（例如：每天或每周发生多少次）。 ·在什么情况下，这一行为容易发生。
2	目前正在服用的药物（包括非处方药、中药及营养补充剂）以及剂量，处方和开始服药的时间，药物过敏史。
3	最近和过去的疾病或健康状况，包括最近是否因急症入院或进行手术治疗，是否有酗酒和/或药物滥用的经历，以及精神健康问题。
4	最近生活中是否有重要的事情发生，例如亲友去世、主要照护者变更、生活环境改变，等等。

接上表

5	视力、听力等感知觉状况，以及在辨别物体或空间感知方面是否有困难。如果最近看过眼科医生，也需要提供诊断结果及处方信息。

特别提示：如果医生开具抗精神病药物、抗抑郁药及心境稳定剂，你需要向医生了解每一种药物的用途、可能的疗效和副作用，严格按照医嘱协助亲人服药；并且在服药期间要对疗效和副作用进行观察，把情况及时反馈给医生，请医生判断是否需要调整用药及剂量。你还要遵从医生指导，定期复诊。通常来说，针对认知症行为和心理症状的精神药物都是短期使用的。医生需要了解治疗期间患者的行为是否有所改善，进而调整药物治疗方案。

如果亲人的行为已经让你感觉精疲力尽、不堪重负，这意味着你需要支援。看一看你的资源网络中是否有面向认知症人士及其家庭的服务，比如社区长者日间活动中心、照护者支持小组、喘息服务、居家照护，以及机构照护服务。你可以根据亲人的情况以及你的需求，选择适合你们的服务。

认知症亲人的情绪和行为改变会给照护伙伴带来额外的压力。给自己喘息的时间、确保自己的身心健康、参加认知症照护培训、与其他照护伙伴交流等方式都可以给你带来帮助，也有益于你和认知症亲人的相处。请记住，要照顾好认知症亲人，首先请照顾好你自己！

常见认知症行为的照护方法

重复

认知症亲人可能会一遍又一遍地问同一个问题、说同一句话，或做同一件事。例如做饭的时候忘记自己已经放过调料，结果又去放了一遍。大多数情况下，重复行为的发生是由于记忆受损，但也有些人是在通过重复发问来表达自己对某一件事的关心或是"求关注"。

> 只要我们细心观察便能留意到，他们并没有聆听答案，只是不停重复问题。他们表面上好像拥有强烈的好奇心，事实上却是要挽留一个他们需要的人在身边。
>
> 玛利亚·蒙台梭利博士

照护伙伴在面对认知症亲人的重复行为时，首先要保持冷静和耐心。要注意观察她的情绪，体谅她的感受，不要因她总是重复而做出强烈反应。如果她一直问同样的问题，耐心地给予简单的回答就好。例如，她总是问孙女亮亮几时来家里玩，你不妨这样回答："您想亮亮了，对吗？她也很想您，周末就来家里看您啦。"

可能的话，你可以邀请她和你一起做些事。有认知症的人如果无事可做、感觉无聊的话，就容易重复提问或说重复的话。

如果她还能阅读，可以把她关心的问题答案都写在家里的记事板上。当她提问时，就带她去看记事板，请她读出答案来。不直接给答案的原因是她已经有记忆问题了，告知她答案后不久她可能就忘了。而带她去看记事板是一种更有效的训练，通过多次重复而形成条件反射——只要想找问题的答案，就去看记事板。这也有助于她建立独立性和自信心。

妄想

如果你的亲人强烈地相信一些不真实的事情，医学上就称之为"妄想"，你可以理解为"错误的想法"。例如，存折找不到了，是不是被儿子儿媳妇偷走了？爱人出门许久不回来，是不是有外遇了？家里有个陌生人（保姆）总是转来转去，是不是个坏人要图谋不轨呢？虽然这些想法可能不是真的，但她却会深信不疑，你也无法通过诉诸理性来改变她的想法。

认知缺损本身就会导致一个人出现这样的念头。试想，如果她不记得自己动过存折，而且的确也找不到存折了，那么"别人偷了存折"对她来说就是一个顺理成章的解释。这是认知症亲人在用她自己的方式努力理解周围的世界。

有些妄想或猜疑其实并非空穴来风。例如，相处并不融洽的夫妻更容易出现伴侣有外遇这样的念头。

> 我妈妈认定我们在饭菜里下毒，不肯吃东西。其实她的感觉是对的——因为她不肯吃药，我们把药碾碎了放在饭里面。
>
> 一位认知症长者的女儿

有时候环境因素也可能导致一个人出现妄想或错觉。例如，一位认知症女士认定家里来了一个陌生女人，后来发现她所说的陌生女人就是镜子里的自己。

重要的是，照护伙伴不要因为亲人有认知症就忽视她的想法和感受。先看看她说的是不是真的，帮她处理所遇到的麻烦。如果真的是"错误的念头"，请保持冷静，尝试体会她的感受，给予她安慰。

如果亲人出现妄想，与她争辩是没有意义的，只能让她感到无助、羞愧，甚至愤怒。你首先要做的就是耐心倾听，让她充分地说出自己遇到的麻烦，并尽量理解她的表达，哪怕她的话听起来荒诞离谱。就算你自己就是被猜疑的对象，也要努力先把"自我"放下，聆听她的心声，让她有机会把疑惑、痛苦、焦虑等情绪通过表达宣泄出来。共情的倾听能够帮助照护伙伴从亲人的表达中洞察她的感受和需要。例如，如果她怀疑自己银行存款被盗，可能是因为她缺乏财务方面的安全感；如果她怀疑自己的钱被家里人占用，可能是她对目前家人的做法缺乏信任。

当你理解了亲人真实的感受和需要以后，你可以温和而平静地认可她的感受，并向她传递体谅和尊重的信息。你也可以安慰她，让她感受到你真挚的关心。当亲人安静下来以后，你可以温和地引导她去做点她喜欢的事情。很可能过一会她就忘记刚才的妄断或指责了。

如果她是因为找不到东西而猜疑，你可以去她平时藏东西的地方看看，也可以把她经常要寻找的东西多准备两份以备不时之需。另外，把东西放在固定的地方并提供记忆辅助工具也是可行的方法。

需要提示的是，认知症人士的"妄想"根源往往是认知损害及心理需求叠加的结果，这与精神分裂症患者出现的妄想症状有着本质不同。因此抗精神病药物对认知症人士的"妄想"是不起作用的。

幻觉和错觉

幻觉是指在没有客观刺激作用于相应感官的条件下，而感觉到的一种真实的、生动的知觉。最常见的幻觉是幻视和幻听。例如，看到一些并不存在的影像，或听到并不存在的声音。路易体认知症人士更容易出现幻觉。不过，其他类型的认知症人士也有可能出现幻觉。

> 我太太确诊快八年了，病情最近有点加速了。她老是说天花板上有水，还有许多小孩。有时半夜里听她这么说，真有点瘆人。还好我算坚强啦！
>
> 活络扳头 | 资深家庭照护伙伴

相对于幻觉来说，认知症人士出现错觉是更为常见的。错觉是由于大脑对外部刺激的错误分析而导致的知觉扭曲，也就是"误解"了周围发生的事情。其实，我们大部分人都会产生错觉，只是认知症人士发生错觉的频率更高。

幻觉和错觉诚然是脑部受损的结果，但一些环境因素也会触发幻觉或者错觉。例如，墙壁上的图案、暗淡的光线、镜子或窗户的反射、黑暗、阴影、电视或收音机里的声音，等等。认知症人士的幻觉或错觉容易发生在光线不足的时候，比如黄昏或夜晚。如果他们有视力或听力的问题，也会增加出现幻觉和错觉的概率，因为他们可能意识不到自己有感知觉方面的缺损。

如果你的亲人似乎因为幻觉或错觉而感到困惑、害怕或焦虑，请先聆听她的倾诉，体会和认可她的感受，并尝试用平静和支持的方式来陪伴和安慰她。如果亲人已经从幻觉或错觉的强烈感受中平复下来，你可以把她的注意力引向她感兴趣的活动，也可以带她去散步，或者换个房间坐坐。尝试站在她的角度去观察环境，排查容易引起幻觉或错觉的环境因素，并加以改变。例如房间里光线昏暗，那就换上照明度高的灯泡。在光线充足、有熟悉的人陪伴的地方，可怕的幻觉或错觉往往就会消退。

如果她经常"看见"已经逝去的人，你可以尝试陪伴她一起回忆往事。不要去否认她所看到或听到的，而是询问她看到或听到了什么，尝试体会她的感受。

如果亲人在幻觉发作的时候不认识你是谁，甚至把你当作坏人进行驱逐、攻击，请不要解释，这容易使攻击行为升级。不要站在他的正对面（这容易让他认为你有攻击的企图），保持两米以上的安全距离，保护好自己不受伤害。

如果亲人在生活中需要使用眼镜或助听器，请确保它们功能正常，并且他能够正确佩戴。如果他的幻觉涉及多种感官，或幻觉发作频繁、程度严重、时间持续数周、给他和周围的人都带来了痛苦，请立即去老年精神科，找到有认知症诊疗经验的医生寻求帮助。

通常来说，如果幻觉导致痛苦和健康水平的下降，或者因亲人出现急性或严重的精神症状而有伤害自己或他人的风险时，需要考虑使用抗精神病药物进行适当治疗。

抑郁、焦虑和淡漠

有认知症的人容易出现抑郁、焦虑或淡漠。虽然没有认知症的人也有可能会经历这些心理变化，但这在认知症人群中更为常见。

● 抑郁

很多人都有过情绪低落的体验，不过抑郁会比一般的情绪低落严重。认知症人士合并抑郁的情况可能会发生在认知症的不同阶段，但在晚期的发生率较低。抑郁的行为和迹象可能包括：

◇ 不快乐、时常哭泣。

◇ 活动减少。

◇ 不愿和他人接触，对以前的活动失去兴趣。

◇ 出现身体症状，如疲劳、食欲改变或睡眠障碍。

◇ 自尊和自信心低落。

◇ 感到消极或绝望，有的人会产生自杀的念头。

由于抑郁和认知症有时症状重叠，因此鉴别诊断很重要。通常来说，老年精神科的医生更擅长区分抑郁和认知症，或者处理抑郁和认知症合并的情况。

抑郁分为轻微—中度—严重等不同强度。有些人症状改善后还会复发。抑郁可伴有增加的易怒、躁动不安、攻击、焦虑，少数可能合并精神病。重要的是，如果你的亲人出现与现实脱节的精神错乱的想法，或出现严重的幻觉、妄想或有危险的举动，请立即就医。

不快乐、悲伤和消极情绪都会让人泄气。由于对很多事情失去兴趣，合并抑郁的认知症人士难以参与过去曾让他们感到愉快的活动。疲倦和无力的感觉会阻碍他们的社会交往，并进一步降低他们的动力，而缺乏与外界的交往可能导致进一步的社会孤立。伴随抑郁的睡眠和食欲不振会扰乱日常生活，并引起身体机能的下降。低自尊和绝望感让认知症人士需要不断地从别人那里得到安慰，这可能会让照护伙伴感到精疲力尽。

如果你所照顾的认知症亲人合并了抑郁，你可以尝试如下支持方法：

◇ 寻求医疗帮助。请医生检查其他可能与抑郁症状重叠的情况，评估抑郁的严重程度和亲人伤害自己或他人的风险。必要的话，进行药物和非药物的治疗。

◇ 确保亲人的其他躯体疾病得到有效治疗，并控制其他健康风险，如感染、便秘或慢性疼痛。

◇ 安排有规律的身体锻炼，如散步、园艺、太极，或者亲人喜欢并且能够做的其他运动项目。让亲人多接触户外的阳光。

◇ 增加居家环境中的照明。一些研究表明日光灯有益于改善抑郁情绪。

◇ 如果亲人愿意，可以和他一起制作"我的生活故事"——回顾他一生中积极和有意义的事件，并记录下来，认可他的生命和价值。

◇ 与音乐相关的活动可能会给认知症亲人和照护伙伴带来帮助，同时要注意避免触发负面情绪记忆的音乐类型或曲目。

◇ 安排一些他之前喜欢或有兴趣的活动，缓解无聊和厌倦。

● **焦虑**

焦虑是认知症人士比较常见的心理状态。它可能表现为流泪、害怕被抛弃、反复询问、过度担心自己的健康或未来的生活、身体的紧张感觉、失眠等。有时候，烦躁不安或总是紧跟照护者的行为也可能是焦虑的表现形式。

脑部受损改变了认知症人士调节情绪的能力。随着认知症的进展，焦虑水平有可能会增加，然后在疾病的后期降低。

除了脑部受到疾病影响以外，一些外部因素也会增加认知症人士的焦虑情绪，例如改变他们熟悉的日常生活或环境、与主要照护者分离、生活中的过度刺激、担心自己无法完成以前熟悉的任务，等等。

你可以尝试以下方法来帮助有焦虑情绪的亲人：

◇ 识别身体不适的迹象，例如感染、便秘或慢性疼痛。必要时就医。

◇ 识别可能增加焦虑的触发因素、挫折和压力源，以便尽可能减少或避免焦虑。

◇ 识别亲人焦虑加剧的迹象，并在适当的情况下进行干预。

◇ 简化环境，避免过度刺激，减少亲人的困惑和紧张。

◇ 放慢说话速度，让亲人安心。

◇ 适当的散步有助于缓解焦虑。

◇ 安排有意义的活动。

◇ 请医生检查其他可能与焦虑症状重叠的情况，如抑郁。评估焦虑的严重程度，必要时短期使用抗焦虑药物进行治疗。

◇ 如果你所在的地区有心理或精神科的医生能够提供面向认知症人士及家庭的认知行为疗法，可以寻求专业支持。

● 淡漠

有些认知症人士在生活中可能变得被动和不活跃。他们可能缺乏做事的主动性和兴趣，难以自发启动某个日常生活任务，对周围发生的事情反应迟钝，表现出社交退缩。这种精神状态被称为"淡漠"。

认知症人士出现淡漠的原因比较复杂，通常来说与他们自身功能和生活质量的下降、照护环境及照护者的影响有关。与大喊大叫、躁动不安的行为相比，淡漠不易被察觉，因此很容易被忽视。居家生活的认知症人士如果出现淡漠的状态，有可能被家庭成员误解为懒惰，或者对家人漠不关心。但实际上，认知症亲人可能正在经历额叶的退化、身体的不适和感知觉障碍，而且在生活中可能缺乏沟通和有益的刺激。这时候的亲人更需要照护伙伴的关心和支持。

如果你的亲人出现淡漠的迹象，你可以尝试这样做：

◇　识别身体不适的迹象，例如感染、便秘或慢性疼痛。必要时就医。

◇　请医生或药剂师评估可能的药物副作用及交叉作用。

◇　时常与她进行几分钟的交流。

◇　为亲人安排并发起活动。虽然她失去了主动性，但可能还保留着活动的技能，只是需要由你来启动。

◇　活动要适合她的能力，符合她以前的兴趣或爱好。尝试音乐、烹饪、身体锻炼、娃娃陪伴等激发感官和运动技能的活动，可能有助于减少淡漠。

生气、发怒、攻击等过度反应

认知症人士和我们一样也会有生气的时候。他们有时会因为搞不明白周围发生的事情而恼怒，有时会因为总是被迫去做某些事而生气。生气和发怒的程度因人而异，同时也和认知症人士与照护伙伴的关系以及后者的照护方法有关。

大多数认知症人士即使发脾气也是比较温和的。但是，的确也有些认知症人士可能会爆发，例如骂人、大喊大叫、抗拒照顾、推搡、击打、扔东西、砸东西等，给照护伙伴带来很大困扰。

> 老妈异常固执，一味坚持自己的想法。最要命的是她总是不停地指挥别人为她做事，不管合理与否。只要不顺着她，她就愤怒，绝对的愤怒，然后一下子就爆发、吵闹，不听任何解释。
>
> ——一位认知症长者的女儿

有脑部疾病的人相对来说容易被激惹。当某种情况超出了他们有限的思考和应对能力时，就可能会出现过度反应，这也是压力阈值降低的表现。这种激烈的情绪和行为是照护伙伴需要学习如何去应对的。

首先，尽可能不要在内心给亲人的行为贴标签。"固执""顽固""成心捣乱"等用词会让我们站到他的对立面，阻碍我们进入他的世界。这些想法也会让我们的情绪、言语和行为流露出不满和气恼。而认知症亲人对非语言表达是很敏感的。当他感受到你的不满和气恼，其反应可能会愈发激烈。

接下来，你要尝试从他的视角去观察和发现究竟是什么让他有了这样愤怒的感受。他已经没有能力控制自己的反应，而有能力让情况有所改变的是你——他的照护伙伴。

造成认知症人士出现生气、发怒等激烈反应的原因多种多样，包括：

◇ 必须同时思考好几件事情。这对于脑部受损的亲人来说已经变得很困难。我们认为很简单的一件事，对他来说可能已经过于复杂。

◇ 照护伙伴是个急性子，说话或动作可能都太快了，让认知症亲人难以跟上。加上他不能清晰地表达自己的意思，因此就变得沮丧和气恼。

◇ 感觉自己没有得到尊重，被旁人像小孩一样对待。

◇ 身体疼痛、不舒服。

◇ 疲劳。没有人会在疲劳时还能保持良好状态。认知症人士因脑部受损而不得不尽力去理解周围的事，更容易感到疲倦。这也解释了为什么一些认知症人士在黄昏和夜间会出现比较多的行为变化。

如果认知症亲人突然比往常更容易出现过度反应，你可以先排查他是否有身体上的疼痛或不适，因为即使很小的疾病或不适都可能导致他的思维更加混乱。

同时，反思一下你为他提供帮助时的做法——有没有无意中催促过他？有没有误解他的意思？有没有忽略他细微的抵抗？有没有在言行中表现出不耐烦或着急的情绪？如果你意识到是因为自己的某些言行触怒了他，请诚恳地说对不起。有时候示弱（而不是正面硬刚）可能会有所帮助。等亲人从过度反应中平静下来，给予他安慰，让他休息一下，或者你们一起做点喜欢的事。

在很多情况下，亲人的过度反应是压力累积到一定程度时的爆发。你需要注意观察亲人在压力增加时可能表现出的迹象，例如面部肌肉紧张、牙关紧咬、皱眉、目光发直、脸红、拒绝沟通或拒绝配合。如果出现这些迹象，请立刻停止你正在做的事，给他时间和空间，帮助他平静下来。

当他处于过度反应状态的时候，任何解释、讲道理或争吵都是没用的，身体上的约束会让情况更加恶化。用温和的方式表达你的理解，解除他的压力，带他离开让他心烦意乱的事情或环境。如果他正处于暴怒或攻击的状态，请保持至少两米的安全距离。这样不仅能确保你自己的安全，也能为他解除来自近距离的威胁感。

当你遭遇亲人的过度反应时，你可能会着急、委屈或生气，这是很自然的情绪反应。只是，如果你也和他发脾气，就会让他的行为变得更糟糕。这时候你可以做几次深呼吸，先降低你自己的压力水平，然后尽可能平静地去解决问题。

如果他经常出现过度反应，你需要回顾和记录这个行为是如何发生和演变的，从中找出规律，看看是不是有某些特定的时间、人或事件容易激起他烦躁的情绪。之后，在生活中尽量避免类似的刺激。

> 如果你遇到一位处于过度反应中的认知症人士，首先你要知道的是他正处于极度痛苦中。除非我们知道怎样用合适的言语或行动来安抚他，不然所做的一切只会加剧他的痛苦，或者刺激行为升级。
>
> 蒂帕·斯诺｜认知症照护专家

如果认知症亲人频繁出现生气、发怒、攻击等过度反应，而你也感到持续的紧张、压抑或愤怒，这意味着目前的照护负担已经让你心力交瘁。这对你或者认知症亲人都是有害的，容易陷入恶性循环。你可以考虑使用喘息服务，离开亲人一段时间，让你自己能够从长期的精神高度紧张中恢复过来。如果你已经出现明显的抑郁或焦虑，请寻求临床心理医生的帮助。

如果认知症亲人持续出现暴怒或攻击，而且改变沟通和照护方法也不能缓解这种状况时，就需要请老年精神科的医生重新评估亲人的精神和行为状态，提供干预措施的建议，必要的话开具药物处方。如果家庭无法看护有严重暴力行为的认知症人士，可做出决策将其转入专业护理机构。

在日常照护过程中，你可以有意识地尝试以下减少过度反应行为的方法：

◇ 建立每日的生活常规。如果他还有阅读能力，可以把生活常规以日程表的形式写出来。提高生活的可预测性能够减少对未知的焦虑，缓解压力。

◇ 让他做力所能及的事情，凡事不要超过他的现有能力。如果他看上去已经有疲惫的迹象，就不要再让他做事。

◇ 在交谈或做事时留给他充分的反应时间，保持耐心，不要催促。有认知症的人往往会因为旁边有人催促而感受到压力，变得心烦意乱。

◇ 简化他的思考过程。每次只完成一个动作，并且一步一步按顺序给出提示。提示不仅仅是口头的，可能还需要做出动作来示范，以方便他理解。例如，当你协助他刷牙的时候，可以先提示他把牙膏挤在牙刷上，然后再用语言和动作提示他可以开始刷牙了。

◇ 减少环境中让他感到困惑的事情。例如降低噪音，关掉电视机，或减少房间里不必要的摆设。环境中的很多信息都需要他受损的脑来进行处理，有可能让他感觉不堪重负，因此减少环境中的压力源对他来说会有帮助。

◇ 外出活动（例如逛公园、就餐、购物或参观展览等）虽然有益处，但也要注意环境是否适合。最好带他去熟悉、喜爱且清静一点的地方。

◇ 如果你带他参加社交活动，或者家里有亲友来访，可以适当地缩短时间，这样他就不至于感到不适。

◇ 一些比较复杂的任务（例如认知训练或洗澡）可以放在他一天中状态最佳的时间（比如上午）来完成。

支持积极的"游荡"，防范走失

认知症人士离家外出活动时可能会发生迷路和走失的现象，主要原因是他们的记忆、定向和寻路的功能受损。有些家庭成员为了防范走失而减少亲人的外出机会，但这不是解决问题的好方法。毕竟，探索环境是人类的天性。对于认知症人士来说，适度离家外出走一走是有好处的，可以满足身体、心理及社交的需要，有助于保持身体活动能力，并改善情绪。

不过，外出活动也的确存在走失的风险。在走失期间，认知症人士可能发生受伤、脱水、饥饿、过度疲劳等情况，少数人再也没能找到回家的路。家庭照护伙伴确保认知症亲人安全外出是很重要的，而一味地阻拦外出是不可取的。我们需要了解亲人离家外出的原因和他的需求，然后有针对性地提供支持——支持积极的"游荡"，并且防范走失。

认知症人士离家外出通常是有目的、有目标的，或者是在表达他们的某种需求。比如：

◇ 身处吵闹拥挤的环境感到不舒服，想离开这个嘈杂的环境。

◇ 到了一个新的地方（比如去到不同的城市或入住养老院），见到不认识的人，感觉陌生、无所适从甚至害怕，因而想离开、想回到自己熟悉的安全的地方。

◇ 因为需要食物、饮水、上厕所、锻炼身体及亲近自然而外出。

◇ 因为疼痛、尿失禁、便秘、感染或药物作用，感觉身体很不舒服，甚而引起意识混乱，想离开当下所处的环境。

◇ 因为缺乏有意义的活动，或感觉无聊、孤立及压抑而出走。

◇ 想要实现自己的价值，比如去单位拿工资，去医院照顾老伴儿，去学校接孩子，就像梅尔文老伯要在母亲节去超市给妻子买花一样。

如果你理解了认知症亲人"游荡"背后的原因，就会明白限制他离家外出可能是无效的，而探寻并满足"游荡"这一行为所表达的内在需求，才是确保其安全的解决之道。

我们有一次探访一家设在社区里的养老院，遇到一位男性长辈坚持要外出，要到车站去等他的爱人，但他的爱人早在几年前就已离世。由于养老院人手不足，没有护理员能陪他外出，长辈因此吵闹不休。于是，我们就带他出门在小区里散步，请他讲讲他和爱人的故事。十几分钟后，他就和我们一起回养老院去吃饭了。

洪立

你可以采取以下方法支持积极的游荡，并降低"不告而别"的风险：

◇ 外出晒太阳、散步、锻炼身体等都是很有益处的。如果他想外出，你陪他一起出门就好。

◇ 如果他是为了完成某个未了的心愿，理解、接受和认可他的想法，不要否定和纠正他。有时候安静地陪他出去走一走也是好的。

◇ 创造一个尊重、平和、包容的家庭环境，让他在家里有充分的安全感。

◇ 请他参与简单的家务活动，比如叠衣服、洗碗、摘菜或整理床铺。为他安排喜欢的活动，避免整日无所事事，也减少焦虑和坐立不安。

◇ 确保满足他的基本生理需求，比如吃饭、喝水、上厕所。

虽然积极的外出有益身心，不过家庭照护伙伴还是要做好防范和应对走失的准备，包括：

◇ 准备一份常用联络表，包括当地的社区服务机构、派出所、报警电话、急救电话、本地搜救队电话、电台和电视台的寻人启事电话、互联网寻人启事的联系方式，等等。万一亲人走失，可及时求助。今日头条的寻人服务是近年来崛起的覆盖面广、影响力大的社交媒体渠道。照护伙伴可以花时间熟悉它的服务，以备不时之需。

◇ 保存亲人的高清近照。万一他走失，可以马上寻求公安、媒体、朋友圈及搜救队的帮助。

◇ 在入户门口安装智能门磁传感器。如果他不打招呼就出门，传感器的应用程序就会推送通知给家人。

◇ 外出时让他随身带一张身份识别卡，上面写有他的姓名和你的联系电话，以便发现他走失的好心人能及时了解情况，和你联系，送他回家。同时让他佩戴具备定位功能的手表或穿上定位鞋，万一走失可找出他的大概位置，缩小搜救范围。

◇ 准备好一份药物清单，写清楚他正在服用的药物名称和剂量。如果亲人走失后出现身体问题被送入医疗机构，这份药物清单会很有帮助。

◇ 将亲人的情况告诉邻居和小区的工作人员（包括小区的物业、保安、小区超市及小卖部的店员）。如果他们发现他独自离开社区，可以帮忙把他带回家。

◇ 外出时随时陪伴，尤其是在人多拥挤、有多个出入口的地方（比如超市、医院、公园、公共厕所），你务必紧握他的手，以免走散。

◇ 一旦走失，马上报警并调取监控，尽快确定走失的地点和亲人行动的轨迹方向，可能会大大缩短搜救的时间。

如果亲人已经发生走失事件并被找回来，确保他的身体健康是最要紧的事。不要追问和责怪，理解和安慰能让他感觉安心。如果看到他有受伤、疼痛和衰弱的任何迹象，第一时间去医院进行检查。之后要保持一段时间的观察，比如在为亲人做个人清洁的时候注意身体上是否有擦伤、瘀伤或疼痛的迹象。如果亲人有突然的行为变化，一定要警觉，及时安排就医。

> 我母亲被找回来以后性情大变，不知为什么老是大笑，很反常。当时北医六院的王华丽大夫提醒我带母亲去做一个脑扫描。结果发现脑血管破裂，所幸及时发现和治疗而避免了更大的危险。
>
> 一位认知症长者的女儿

一旦亲人已经有过走失经历，照护伙伴就需要加倍注意。外出一定记得要佩戴定位设备，并放好紧急联络信息。

囤物和捡垃圾

有些认知症人士会出现囤积物品或捡垃圾的行为，给家里人带来困扰，有时候还可能因为是否要清理以及如何清理垃圾而发生冲突。

要想妥善应对囤积物品或捡垃圾这样的行为，我们首先需要去寻找这个行为背后的意义。很多高龄认知症长者都经历过战争、自然灾害、政治运动等动荡不安、物质匮乏的年代。因此，囤积物品是一个给他们带来安全感的行为。只是由于他们的判断能力下降，他们所囤积的物品在家人看来有点匪夷所思。

> 妈妈睡觉前，我帮她脱裤子，一下子掉出好多手纸。叠好的、团成团儿的、用过的、没用过的，纷纷现身了，还真是让我手忙脚乱。藏手纸是老妈一大爱好。我曾经千方百计地制止，均告失败！
>
> 　　　　　　　　　　　　　　　　　　　　　　　　一位认知症长者的女儿

捡垃圾这一行为的背后同样隐藏着很多的心理需求。有的认知症人士可能把捡垃圾当作一项"工作"；有的是认为垃圾箱里还有很多可以用的东西，扔掉太可惜；有的翻垃圾箱是为了觅食；也有的想把捡来的垃圾卖钱，补贴家用。只是这些需求都以常人不太能理解的方式表现出来。

> 我和先生有一次去探望独居的婆婆，看到她竟然在门口的垃圾桶里挑邻居扔掉的食物。我们赶紧带她回家，发现冰箱里已经没有吃的东西，厨房脏乱不堪，锅具还被烧糊了。后来，我们带婆婆去看医生，她被诊断为阿尔茨海默病。
>
> 　　　　　　　　　　　　　　　　　　　　　　　　一位认知症长者的儿媳

无论她的行为在你看来有多怪异，都不要指责或否定，要以温和倾听的态度去理解她的想法和需求，维护她对你的信任。要记住，在照护关系中，信任最为重要。

仔细观察亲人囤积或捡回来的都是什么物品，尝试分析这些物品对她来说有什么意义，她的行为在表达什么样的需求。如果亲人还能用语言表达，用温和的语气问一问她要这些东西有什么用，或许你能从她的回答里找到答案。

如果亲人是因为担心东西不够用而提前储备，你可以认可她的感受并提供安慰，也不妨带她去超市或商场转一转，买点她经常囤积的物品，让她明白现在物资很丰富，让她安心。如果她捡垃圾是为了卖钱补贴家用，你可以先感谢她的帮助，告诉她要尽快把垃圾卖掉，并且可以在垃圾清理掉之后拿些零钱放在储蓄罐里交给她。如果她节俭惯了，喜欢废物利用（比如将废弃的玻璃罐当装饰器皿来插花），你只需要协助她完成清洗和消毒就好。如果她把捡垃圾当成一项证明自己还有能力的任务，你可以引导她做一些更有意义的事情，例如做家务、做手工。记得每次都要邀请她参加活动，而且要表扬她把这份"工作"完成得很好。每天你还可以为亲人安排一些她有兴趣和乐于参加的活动，比如逛公园、做家务、做游戏、做认知训练等，这样也可以减少她在外面捡垃圾的时间和行为。

不恰当的行为

有些认知症人士在病程中会表现出不同以往的个性和行为改变。他们可能会变得没有礼貌，不遵守社会普遍认同的行为规范。例如使用粗俗语言，拿走别人的财物，在公共场合脱下衣服暴露身体，随地大小便，与不是伴侣的人有性相关的言行举动，等等。当亲人出现这些行为的时候，照护伙伴要记住是疾病造成了这些症状，而不是亲人有意为之。无论亲人出现什么样不恰当的言语或行为，照护伙伴都不要做出激烈的反应，而是要温和而坚定地制止他们的行为。

● 脱衣服不分时间场合

有些认知症人士当众脱衣是因为感觉到热或不舒服。你可以选择适合季节、简单而舒服的衣物给他穿。如果他出现想要当众脱衣裤的迹象，你可以温和地询问他是不是觉得太热或者不舒服，然后引导他去一个可以独处的地方休息一下，或者直接带他回家。如果他当众脱裤子是因为想大小便，你可以带他尽快找到厕所。

● 随地大小便

有些认知症人士在外出时有了便意，又一下子找不到卫生间，或者没有意识要去卫生间以后才能排便，就有可能当众大小便。这种情况在养老机构里也不少见，有些长者会在公共区域而不是在自己房间的卫生间排便。

你可以尝试在外出前，先协助他排空尿便。外出时，如果你观察到他开始摸索自己的衣服或有急切不安的迹象，你可以温和地询问他是否要上厕所，并引导他去公厕排泄。如果他在你没留意的时候已经发生了当众大小便的情况，不要责备他，尽快帮他收拾干净，穿上裤子。此外，你要礼貌地向周围的人简单致歉，请大家不要围观，尽快将亲人带离现场。

有些认知症人士是因为定向困难而找不到卫生间，或者早年的生活习惯就是在田间就地大小便。如果是这种情况，你一方面可以定时提醒他去卫生间排泄，另一方面可以在环境中设置视觉线索，并有意识地进行一些训练，引导他在卫生间内排泄。

> 有位男性长者总在公区的盆栽那里撒尿或大便。后来，我们了解到他小时候在农村就是在树下排泄的，于是就在他房间套内卫生间的马桶后面贴上了一棵树。之后这种情况就改善了很多。
>
> 一位养老机构的院长

● 抱怨和讲难听话

正常的大脑能确保一个人在思想和语言表达之间有一个过滤器，来选择什么是该说的、什么是不该说的。但是，由于受到疾病的影响，一些认知症人士会失去这种筛选控制能力。如果你尽心尽力地照顾亲人，而他却对你抱怨不休，有时还讲出非常难听的话，你可能就会感到很受伤。

如果出现这种情况，你首先不要把自己当作言语攻击的对象。与其说他是在抱怨你，不如说在抱怨他自己所面临的困境，在表达他正在承受的痛苦。这就会让你心里好过一些。试想一下，他的脑部已经受损，使得他不得不接受他人的照顾，而不管丧失何种程度的独立性和自主性都是令人沮丧和失落的体验。再加上他的记忆、判断、情绪调整及行为控制能力的衰退，有些话就是这样脱口而出了。

> 在她发作骂人时，一定不要"认领"，可以通过内心对话告诉自己：她就是想发泄一下而已，千万别犯傻把她的气话当真。
>
> 陆晓娅｜《给妈妈当妈妈》的作者

其次，由于每一位认知症人士都不同，你就需要根据你对亲人的了解，采取不同的方法来应对这种局面，然后看看什么样的方法对他是有效的。有的照护伙伴发现在亲人抱怨和发泄的时候不去理会，等他平静下来之后转移他的注意力，去做一些放松或有意思的活动，一会儿亲人也就忘记之前发脾气的事情了。有的照护伙伴会采取共情的方式和亲人沟通："这件事让你不开心了，对吗？""这件事我们换个方法做，你看可以吗？"还有的照护伙伴会给亲人留出空间："你现在希望我在你身边吗？"如果他表示想自己待一会儿，你可以说："好的，我就在外面，你需要我的时候，我都会在的。"

总之，在任何情况下，不要和有认知症的亲人针锋相对地讲道理或争吵，这只能让事情变得更糟糕。

有些认知症人士可能在社交场合出现言语唐突的情况，这是因为认知症影响了一个人关于礼貌的记忆。一些照护伙伴会随身带着一些小卡片，上面写着"请原谅我的亲人，他并不是故意要让人不悦，是疾病导致了这种情况。"好在目前社会公众对于认知症的意识正在提高，很多人能够理解和包容认知症人士的一些不同寻常的行为。如果认知症亲人在社交场合的言行已经干扰到其他人，不要当众指责或批评他，尽快将他带离现场，避免围观，也避免行为的升级。

● 与性相关的脱抑制行为

脱抑制是指个人行为的内部约束机制被解除的状态。认知症人士的脱抑制行为主要表现在控制冲动的能力降低。其中，与性相关的脱抑制行为是最具挑战性的，其表现可能包括：

◇　在不合适的场合表达性要求。例如当众暴露性器官或自慰。

◇　表现出更多的性冲动，不顾及配偶或伴侣的感受。

◇　向配偶或伴侣以外的人用言语或行动表达性需求，有时甚至强行要求发生性行为，对他人造成侵犯。例如，在养老机构中，女性护理员在为男性长者提供个人护理的时候，遇到对方口头或身体上的性要求。有些亲友在参与照顾时也遇到过类似的情况。

> 在我父亲住院时，我姐姐和母亲轮流照顾他。有一晚，我姐姐在病房，父亲突然去摸她的胸。姐姐吓坏了，给我打电话的时候一直在哭，说父亲为什么变得这么不要脸。

> 一位认知症长者的女儿

如果照护伙伴没有相关的知识储备，很可能会对认知症人士的这类行为感到震惊、害怕或厌恶，出现过度反应。如果你恰好是认知症人士的配偶或伴侣，而他已经表现出和性相关的脱抑制行为，这有可能会影响到你们之间的关系。作为照护伙伴，我们需要理解认知症人士的需求以及脱抑制行为的原因，这样可以在日常生活中面对和处理类似的问题。

认知症人士和其他人一样需要亲密关系，都会有性的需求。亲密的身体接触及做爱对健康是有很多好处的，比如降低压力水平、提高自尊和自信、和伴侣建立积极的情感纽带等。只是，有些认知症人士对亲密关系和性的表达会受到疾病的影响。人脑控制着我们所有的情绪和行为，包括我们对性的感受、对欲望和行为的调节和抑制。由于认知症造成脑部损伤，认知症人士的性欲以及控制水平可能会发生难以预测的变化，使得有些人说出或做出不合适的事情，有时甚至会变得具有侵犯性。

如果你的亲人居家生活，而他对上门服务的工作人员或其他亲友（比如女儿或儿媳）表现出脱抑制性行为，你需要和他们分享这个行为是由什么原因造成的，以及怎样制止这样的行为。通常情况下，温和而坚定地说"不"（比如"我不愿意这样做""我认为这样不对"），就能把影响降到最低。

如果你的亲人生活在养老机构，而照护团队报告说他在机构里出现脱抑制性行为，给那里的员工或住户带来困扰，请务必认真对待。你可以和照护团队介绍他的个人偏好和习惯，研究和尝试分散注意力的方法。给他自慰的个人空间，在白天安排多一点的运动及体力活动都有助于缓解性冲动。如果亲人脱抑制行为发生的频率或严重程度已经超出你或机构照护团队的能力，请及时寻求医疗帮助。老年精神科的医生将根据情况决定是否采用药物干预。

合理用药，避免伤害

在老龄化时代，人均寿命不断增加，各种慢性病也随之出现。为了缓解症状和预防并发症，患者通常需要长期服药。因此，同时服用多种药物的老年人越来越多，导致患者用药超出治疗疾病的需要，或者用药的损害大于获益。如果每天需要服用的药物不少于 5 种，被称为"多重用药"。如果每天需要服用的药物不少于 10 种，被称为"超多重用药"。

对于老年人来说，服药种类越多，可能产生的副作用也就越多（比如跌倒、骨折、意识模糊、记忆减退和认知受损、肌肉疼痛、口干或便秘等），可能引起的药物交叉作用越大，服药错误或忘记服药的风险也越高。另外，老年人代谢功能的改变造成药物在其体内的吸收、分布和排泄发生变化，由此可能导致老年人血液中的药物含量超标，对健康造成伤害。还有很重要的一点是药物临床研究中通常不纳入 70 岁以上或多病、身体虚弱的老年人，而他们却可能对药物有不同反应，这更增加了老年人在多重用药中的风险。

认知症人士多重用药的情况非常普遍。他们的脑部本身已经有复杂的病理改变，很多人还合并其他慢性疾病及老年综合征，再与多重药物的不良及交叉作用叠加在一起，会导致包括谵妄、意识模糊、认知混乱、跌倒受伤及心血管病变等不良事件发生的概率增加。

由于受到语言表达功能缺损的影响，认知症人士往往无法清楚地表达自己的意愿或选择，以及多重用药可能带来的不适感。他们可能会以情绪和行为改变的方式来传递信息，例如抗拒服药。因此，认知症人士的多重用药问题需要得到高度关注。

警惕精神药物的不当使用

某天，有一位大姐在某家属群求助，说她的爱人前几个月就开始不配合服药，问怎样帮助他服药。有群友建议，如果安抚无效，就把药碾碎混入食物吞服。我当即喊停，问了两个问题：第一，病友是什么类型的认知症；第二，他目前在服用什么药物。得到的答复是病友有阿尔茨海默病，2020 年疫情期间曾走失被送入精神病院，一个月后出院；可能是精神药物过量的原因，病友出现大小便失禁和颈部肌张力障碍的症状。大姐在群里贴出照片，她爱人的脖子已无法挺直，与水平面呈 40 度角歪斜。大姐还告知了当前爱人需要服用的处方药：美金刚和艾斯能（阿尔茨海默病治疗药物）、艾司唑仑（抗焦虑药）、左洛复（抗抑郁药）、丙戊酸钠（治疗癫痫和躁狂）、妙纳和美多芭（缓解肌张力异常和帕金森运动障碍）。同期还进行了肉毒素注射以放松肌肉，奥氮平（抗精神病药物）用来治疗病友出现的攻击行为。这份药物清单看得我瞠目结舌——八种神经和精神类药物！我数对了吗？

后来，我把这份药物清单转给我们的一位药学顾问。她的回复是："丙戊酸钠和妙纳也可以导致肌肉僵直。抗抑郁药和抗帕金森药可以干扰病人的心境，导致更严重的易激惹和失眠。抗精神病药本身连治疗精神分裂症的机制都不甚明朗。患者语言能力缺失，无法评估所有的不良反应。他的反抗说明他真的苦不堪言啊！"

洪立

多年来，使用抗精神病药物治疗认知症的"精神行为症状"一直是一个有争议的话题。加拿大老年病学家、内科医生艾伦·鲍尔博士（Allen Power）通过他的著作《超越药物的认知症：改变照护文化》（*Dementia Beyond Drugs: Changing the Culture of Care*）挑战抗精神病药物的不当使用。他在书中提出了对"药丸范式"的批判性观察：

◇ 抗精神病药物主要用于治疗精神分裂症。虽然部分认知症人士在某一时刻会出现类似于精神分裂症患者的偏执、妄想和幻觉，但大多数认知症人士服用抗精神病药物是为了治疗其他行为症状，例如躁动、焦虑、踱步和攻击性。

◇ 非典型抗精神病药物（也就是副作用较少的新型抗精神病药物）上市后，用于认知症行为症状治疗的数量在全球范围内急剧上升。但研究表明这些药物即使有益处也是非常有限的。

◇ 抗精神病药物（包括新型药物）的副作用包括众所周知的运动障碍和步态不平衡问题，其产生的镇静作用会导致一系列的不良反应，包括食物和液体摄入不足、跌倒和骨折、失禁、感染和褥疮。研究还表明这些药物导致中风和肺炎的风险增加，认知能力下降得更快以及死亡率的增加，而这些与潜在疾病的进程无关。

◇ 不到 20% 的认知症人士可能从抗精神病药物的治疗中获益。但这种获益同样需要质疑，因为如果仅仅用消极行为的减少来衡量药物治疗是否有效，就永远不能排除镇静是我们所看到的行为"改善"的原因，就像服用过感冒药的人在朋友和同事眼中看起来很正常，但他们经常会觉得自己"神志不清"。

我们在各个家属群经常看到来自家庭照护伙伴的此类报告：认知症亲人服用抗精神病药物后看似安静下来，但是会出现头晕、昏睡、走路时身体歪斜的情况。想一想哪种情况更糟糕——是一个能大声表达自己需求的人（虽然表达得不太清楚），还是一个不再吵闹但无精打采、不知什么时候就睡倒或跌倒的人？

> 老爸前些时候老是晚上起来折腾，医生就开了抗精神病药物。结果，老爸非但没有安静，白天也变得烦躁不安，腿脚不停地动，还前倾着身体跌跌撞撞冲出院门。我在群里求助后了解到，这可能是药物引起一种叫作"静坐不能"的副作用。
>
> 一位认知症长者的女儿

英国普利茅斯大学教授苏泊·巴内吉（Sube Banerjee）是一位认知症生活质量和新疗法评估方面的国际专家。他曾领导制定了英国国家认知症战略。他在 2013 年的报告中指出，在英国每年服用抗精神病药物的 18 万名老年人中，只有不到四分之一的人得到了真正的好处，每年大约有 1800 名老年人死于这类药物。

不少业内专业人士知道以色列特拉维夫大学的教授杰思卡·柯恩 - 曼斯菲尔德（Jiska Cohen-Mansfield），是因为她曾在 20 世纪 80 年代开发了"柯恩 - 曼斯菲尔德激越情绪行为量表"。不过，很少有人知道她对用精神药物治疗所谓"行为症状"的洞见。她和雅各布·明泽（Jacobo Mintzer）教授在 2005 年的一篇论文中写道：

"所谓的问题行为有很大一部分是因为认知症人士所处的环境无法满足他们的需求。因此，'问题行为'是一种求助的呼声，是需求未被满足的结果。"

"通过精神药物的镇静来减少这种行为可能是有害的，因为它剥夺了认知症人士表达其需求的非常有限的机会，从而削弱了照护者发现和处理真正潜在需求的能力。"

警惕精神药物的不当使用并不意味着杜绝使用。我们必须承认，有少数认知症人士的行为方式会使自己和他人处于严重的风险之中；另外，缺少支持性资源的家庭照护伙伴在面对亲人持续激越的症状时也承受着巨大痛苦。因此在特定情况下进行药物干预是有意义的，例如涉及严重身体攻击的行为。有经验的老年精神科医生会根据需要出具精神药物处方，并且会告知照护伙伴药物服用的方法、疗效和副作用的观察以及复诊的时间。通常来说，患者每三个月需要复诊一次，由医生重新评估精神药物使用的必要性。

处方级联及处方精简

由澳大利亚政府资助的"澳大利亚认知症培训"（Dementia Training Australia，简称 DTA）向全球认知症领域的专业工作者及认知症家庭提供免费课程及专家讲座。其中，针对认知症行为和心理症状的精神药物管理是非常重要的内容，因为精神药物在认知症人群中的不当使用已经是业界高度重视的问题。通过 DTA 的课程，我们了解到什么是"处方级联"，以及它的危害。

"处方级联"是指处方中的药物给患者引起了不良事件体征和症状，为处理这些不良事件体征和症状，又导致了新的药物处方。然后，这个新的药物处方又引起了新的不良事件体征和症状，医生又为此开出下一个处方。如果药物导致的不良事件体征和症状不能被识别为药物不良反应或药源性疾病，处方级联将会像瀑布一样产生级联效应，对患者健康产生严重影响，甚至危及生命。因此处方级联也被称作"处方瀑布"。级联越放大，危险程度越会增高，同时还大大增加了患者的治疗及护理费用。

上面提到的病友就是一个典型的例子。过量抗精神病药物的使用导致他出现严重的颈部肌张力异常，医生只能开出新的处方去治疗颈部肌张力异常。由于家人无法照顾这样病情复杂的亲人，病友被送入养老机构。他承受着颈部的不适和药物带来的静坐不能——从其爱人提供的视频中，我们可以看到他在机构里不停地踱步或重复做一些让人难以理解的机械动作，而缺乏培训的护理员不知道如何妥善照顾这样的病人，沟通和支持方法的不当就会触发他的过度反应，然后就是又一轮抗精神病药物的使用，陷入一个恶性循环。

造成处方级联的主要原因是医生在开具新处方时没有充分考虑新药物治疗的必要性，或者没有及时准确地识别出药物的不良反应，而是把这些不良反应当作新的病症去进行治疗。认知症人士是很容易受到处方级联伤害的脆弱群体，因此，照护伙伴需要与医生和药剂师建立关系，定期对医生的处方进行审核，发现并纠正不合理用药的情况。如果存在处方级联的情况，就要请医生和药剂师通过处方精简的办法来处理。

"处方精简"是指对可能导致患者损害或患者不再获益的用药，减少该药剂量或停用该药的计划和管理过程，其目标是减少用药负担和损害，同时维持或提高生活质量。

处方精简是良好处方行为的一个组成部分，减少过高的用药剂量，或停用不再需要的药物。处方精简被证明是可行和安全的。如果处方精简是缓慢进行的并且实施了必要的监测，不良减药事件是很少发生的。

处方精简的步骤包括：

◇　整理患者完整的用药史。

◇　确定没有证据表明对患者有益的药物，以及有证据表明对患者有害的不适当用药。

◇　评估每种用药被精简的可行性，以及被精简的优先级。

◇　制订逐渐减少用药和监控的计划。

◇　患者和家庭成员的教育，以及患者心理及生活方式的支持。

◇　监控和记录监测工作。

处方精简需要富有经验的医生（如熟悉老年人共病管理的老年科医生）和药剂师制订方案和指导操作，并根据处方精简执行的监控结果及时进行指导或调整计划。好消息是中国目前有很多医院已经开设了药师门诊。如果你对认知症亲人的药物处方有所疑虑，可以整理好一份药物清单，向药剂师进行咨询。需要提醒的是，照护伙伴不要在咨询医生和药剂师之前自行决定停药。

如果认知症人士用语言或行为表达不想服药，就是考虑处方精简的触发点之一。

澳大利亚认知症培训

7

生命最后的舒适与尊严

- 重新思考死亡

- 缓和、安宁与认知症之旅

- 临终阶段的重要决策

- 提供舒适的身体照护

- 为亲人提供舒适的环境

- 心理与情感支持

- 陪护生活在照护机构的亲人

- 最后一刻的陪伴和照顾

- 继续好好生活

认知症人士可以好好生活，也可以好好离世。

罗伯特·杨医生

重新思考死亡

有一年，我们邀请北京协和医院老年科的宁晓红教授给学员讲缓和医疗。她一开场就抛出了一个问题让大家脑力激荡：你理想中的死亡方式是什么？

培训现场一片安静。那一期培训班的学员年纪多在 30 岁上下，个别超过 40 岁，即便经历过亲人或机构里长辈的去世，但的确还未将死亡和自己切实关联起来。几分钟的沉寂之后，终于有学员开始发言——

> "我希望我能没有痛苦地死去。"
>
> "我希望死的时候有亲人在我身边陪伴。"
>
> "我希望一辈子心满意足，死的时候没有未了的心愿。"
>
> "我希望我死的时候不会全身插着管子。"
>
> "我希望能在自己家里去世。"
>
> "我希望自己有尊严地死去。"
>
> ……

这些表述都被一一记录下来。当这份关于死亡的愿望清单呈现在面前，在场的每个人都意识到现实与理想的背离。虽然人终有一死，医学再昌明也无法打赢这场终极之战，但是当死亡真的伴随疾病临近时，人们却往往被"活下去"的本能控制，做出种种尽可能延长生命的选择。进入生命最后阶段、无法用语言清晰表达自己意愿的认知症人士更是如此。无论他们生活在家里还是养老机构，看护的重点之一就是延长寿命。这一目标使得照护者选择为进食困难的晚期认知症人士使用喂食管，频繁使用约束装置以确保"安全"，如果出现急症他们就会被转移到医院施行抢救——心肺复苏、插管、抗生素、鼻饲或静脉营养等医疗手段成了必然的选择。而这些医疗手段似乎并未改善认知症人士的生存质量，他们离世时的景象也很难用那些理想化的词语去描述——"没有痛苦""有亲人陪伴""心满意足""有尊严"。有没有人能想一想，这样的医疗救治是不是他们想要的呢？

早在 20 世纪 80 年代，晚期认知症照护的国际专家拉迪斯拉夫·沃莱瑟教授（Ladislav Volicer）就在美国马萨诸塞州的贝德福德退伍军人事务医疗中心设立了认知症特殊护理单元，并引入安宁疗护，其目标是提高生活质量、提供舒适照护与维护患者尊严。沃莱瑟教授组建的多学科小组包括医生、执业护士、护士长、社工和牧师。他们召开包括治疗团队、居民的家人和朋友在内的会议，告知这些人，当认知症发展到晚期时，舒适可能比不惜一切代价延长生命更为重要；并在会议上介绍了临终阶段的常用医疗手段，例如心肺复苏、转移到急性护理环境、用抗生素治疗全身感染和管饲等，讨论了每一种手段的益处和负担。多学科小组通过这样的家庭会议，就居民先前的意愿及最佳利益与家庭成员达成共识。这一实践导致特殊护理单元里的所有居民都选择了"不复苏指令"（DNR，医疗保健提供者在患者呼吸停止或心脏停止跳动时不要进行心肺复苏的指令），几乎所有人都拒绝转移到急性护理环境，超过一半的人拒绝对全身感染进行管饲和抗生素治疗。

2011 年，澳大利亚阿尔茨海默协会新南威尔士州分会（Alzheimer's Australia

NSW）与新南威尔士缓和医疗协会（Palliative Care NSW）面向社区老年照护工作者及家庭照护伙伴推出了一门课程——《认知症人士的最后旅程：认知症的缓和医疗》，罗伯特·杨医生第一时间与我们分享了培训资料。这是我们第一次把缓和医疗（Palliative Care）、安宁疗护（Hospice Care）等仅仅停留在印象中的概念与认知症照护关联起来。杨医生说，之所以建议我们深入学习认知症的缓和医疗及安宁疗护，是因为死亡本就是生命的一部分。认知症人士可以好好生活，也可以好好离世。这份培训资料引用了沃莱瑟教授关于对生命终末期认知症人士实施积极治疗的研究观点——

"对晚期认知症居民进行管饲不能延长存活期，不能预防吸入性肺炎、营养不良或压力性溃疡，不能降低感染风险，或改善患者功能状态及舒适程度。"

"抗生素治疗似乎不能延长生命，而且在症状控制方面也不必要。如果使用抗生素的话，可能引起显著不良效应，而且与使用抗生素相关的诊断检查可能增加居民的混乱和不适。在反复感染和生命的最后阶段，抗生素的作用微乎其微。"

"出于医学原因对晚期认知症居民进行积极的医学治疗通常是不合适的，因为成功率较低，可能会产生负面后果，加速功能衰退和死亡。"

沃莱瑟教授在特殊护理单元的实践是全球首次将安宁疗护与认知症照护结合起来的实践，与传统医疗相比有三个方面的转变：

1. 当疾病进展到晚期时，接受认知症人士即将步入死亡的事实。

2. 将医护的焦点从挽救生命转变为重视生存质量。

3. 采用安宁疗护方式为晚期认知症人士提供临终关怀，竭尽所能让他们在生命的最后一段日子里得到最好的照顾。

十几年来，我们陪伴许多家庭走过他们的认知症之旅，包括他们认知症亲人的临终及去世阶段。我们能够感受到家庭成员的艰难——看到日渐衰弱的亲人而心痛不已；希望在最后阶段还能为亲人做些什么；担心决策失误过早夺去亲人生命或加剧亲人的痛苦；担心因为没有及时抢救或照顾好亲人而遭受他人评判甚至谴责……

　　杨医生曾经深刻地指出，安宁疗护本身并不难，难就难在过程中不同利益方共识的达成——一方面，认知症人士随着疾病进展，愈发难以表达他们关于治疗和照护的意愿；另一方面，每个人看待生命和死亡的价值观不同，与认知症亲人的情感关系不同，对疾病的认知不同，对医学治疗手段（包括其局限性）的了解程度不同，对财务、法律相关问题的理解及潜在需求也有所不同。说到底，家人想法的不一致将影响到认知症人士临终阶段的医疗护理决策，以及他们的生存质量。

　　但是我们相信，让深爱的亲人带着舒适、平静和尊严离世是家庭成员的共同心愿。因此，在这一章，我们想和你一起了解缓和医疗和安宁疗护，以及在认知症亲人生命的最后阶段如何为她带来身体、心理和情感上的照护与支持。

缓和、安宁与认知症之旅

> 你之所以重要，是因为你是你，你直到生命的最后一刻都很重要。
>
> 西西里·桑德斯夫人（Dame Cicely Saunders）

缓和医疗最初起源于为晚期癌症患者提供的安宁疗护。

　　1967 年，英国的西西里·桑德斯夫人在伦敦创建了世界第一家安宁疗护机构——圣克里斯托弗临终关怀中心。桑德斯夫人身兼护士、社工和医生三重身份。多年的临终关怀工作经验让她认识到，继续使用毒性化疗药物进行激进的医学干预可能并不符合患者的最佳利益，因为化疗显著延长生命的可能性很小。她建议重点应该放在剩余生命的质量上，而不是不惜一切代价延长生命。在圣克里斯托弗临终关怀中心，桑德斯夫人建立了一种肯定生命的哲学。她认为死亡应该和出生一样自然，都是生命的一部分；死亡应该没有身体上的疼痛和来自情感、精神及社会关系层面的痛苦。她的方法很简单——持续的疼痛需要持续的控制，为每位患者提供个性化且具体的护理以响应其需求，并为患者的家人和照护者提供支持。

桑德斯夫人和圣克里斯托弗临终关怀中心的成功让更多医护人员认识到尊重患者愿望和需求、提高患者生活质量的价值，而这些价值同样适用于没有进入疾病终末期的患者。贯穿疾病始终而非仅仅专注临终阶段的缓和医疗由此诞生，并于 1987 年在英国首次得到认可。1990 年，世界卫生组织（WHO）也将缓和医疗认可为一门独特的专业。

根据 WHO 的定义，缓和医疗是一种手段，通过早期鉴定并正确评估和治疗身体、心理或精神方面的疼痛和其他问题来预防和缓解痛苦，能改善面临与威胁生命疾病有关问题的患者（包括成人和儿童）及其家庭的生活质量。在缓和医疗中，患者不必放弃可能治愈严重疾病的治疗。随着时间推移，如果医生或缓和医疗团队认为正在进行的治疗不再有效，就会有两种选择：第一种，医生认为患者可能在 6 个月内死亡，缓和医疗在这种情况下可以过渡到安宁疗护；第二种，医生认为患者的预期生存期超过 6 个月，那么缓和医疗将继续加强患者的舒适护理。

我们就以认知症为例来了解缓和医疗和安宁疗护的区别。当一个人被确诊为认知症时，就可以开展缓和医疗——在使用药物和非药物的方法缓解症状、延缓疾病进程的同时，鼓励认知症人士发挥现有功能继续参与生活、享受生活乐趣，重视和支持他们在身、心、社、灵各方面的需求。当认知症进入晚期，认知症人士多项身体功能和认知技能已经衰退到需要依赖他人的全面照顾，这时候就要加强舒适护理。当功能及身体情况持续恶化直至进入生命终末期，就可以进入安宁疗护阶段。需要强调的是，缓和医疗和安宁疗护并非仅仅针对患者开展，患者的照护伙伴以及其他家庭成员也是其支持的对象。

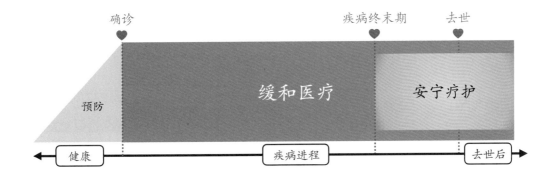

临终阶段的重要决策

　　认知症是由于脑部疾病引起的谱系障碍，每个个体的预后结果和生存期都不一样，很难预测他们确诊之后到底能活多久。认知症人士可能在病程中的任何一个阶段因为其他疾病（例如心梗或脑梗）而去世，更多的则是随着认知症的进展和身体的逐渐衰弱而进入生命末期。在这个阶段，他们可能会出现这样的情况：

◇　难以辨认至亲。

◇　很少说话。有些人会失语，只能偶尔说出几个简单的词。

◇　食量减少，有的会失去咀嚼和吞咽功能；体重减轻，身体日渐衰弱。

◇　大小便失禁。

◇　白天睡得更多，但也睡得更浅。有时出现意识不清的现象。

◇　出现更频繁的感染。

◇　出现更频繁的谵妄。

◇　跌倒次数增加，身体移动功能下降，或进入卧床状态。

◇　其他合并的慢性疾病持续恶化，也有可能新增并发症，如肺炎、器官衰竭等。

这时候的认知症人士依然会出现一些反应式行为。有些行为是提示他们有身体上的疼痛不适或对现有照顾方法的抵抗，例如叫喊、哭泣、烦躁不安、拔管、摇晃床栏杆；有些则提示他们已经进入了临终阶段，例如拒绝进食。

处于认知症末期的人，最常见的直接死因是感染，比如肺炎。这是因为他们的身体已经很虚弱，免疫系统也更脆弱，因此感染的风险会更大。有时候感染会反复发作，还可能持续很长时间。

虽然上述迹象都在提示亲人离开人世的时间越来越近了，但即便是富有经验的医护人员也无法确切判断她还能活多长时间。这种不确定性使得对亲人生命末期的计划和安排变得非常困难。

下列问题是你为亲人制订临终阶段的计划时需要考虑的：

◇ 选择在什么地方度过她生命的最后一个阶段及离世。

◇ 决定是否使用生命支持治疗，例如心肺复苏、呼吸机、喂食管及抗生素。

◇ 决定是否引入安宁疗护专业服务。

◇ 决定亲朋好友是否参与最后的照顾与陪伴。

◇ 决定后事安排，例如器官 / 遗体是否捐赠；是否举办告别会 / 追悼会；确定丧葬方式等。

理想情况下，你与认知症亲人已经深入讨论过上述问题，并已经做出了明确的安排。但在现实生活中，很少有认知症人士能在拥有决策能力时就与家人一起完成这项艰巨的任务。因此，当病程已经发展到最后阶段，家庭照护伙伴需要基于对亲人的了解（比如她的价值观、愿望、信仰），以亲人的最佳利益为出发点，做好临终阶段的重要决策。

选择死亡之地

如果照护伙伴已经和认知症亲人沟通过在哪里度过生命的最后时光并已经达成共识，就尽可能依照亲人的心愿，让亲人在他们选择的地方安然离世。大多数情况下，人们愿意选择让自己感到熟悉和安全的地方——家或是已经居住较长时间的养老机构。然而，也有很多认知症人士在生命的最后阶段被送入医院，最终在医院离世。

陌生、繁忙和嘈杂的医院环境，对于很多认知症人士来说是令人困惑和痛苦的。如果亲人最后不得不住进医院，你可以询问院方是否有安宁疗护病房，或相对安静的老年病房。如果医生已经确认亲人进入临终阶段，而医院不具备良好的看护条件，你也可以考虑转院到当地有安宁疗护服务的医疗或养老机构。

> 我的老伴儿在护理院突发脑梗，昏迷不醒被送入医院急救，医生也下了病危通知。我实在不想让他在生命的最后还要遭罪。幸好护理院有安宁疗护服务，老伴儿就被接回了护理院，安置在安宁疗护房间。护理人员把他照顾得很好，孩子们也有机会赶来和他们的父亲道别。他走得清爽、体面而安详，我想这也是他想要的结果。
>
> 一位认知症人士的爱人

使用安宁疗护服务

目前，中国一些城市的医疗和养老机构已经开设了安宁疗护服务，由多学科医疗保健专业人员通过减少疼痛和满足临终患者身、心、社、灵的需求，最大限度地为患者减少痛苦、提供舒适。安宁疗护还会根据患者家庭成员的需求提供咨询、临时护理和实用的辅导。通常来说，安宁疗护服务团队会与患者及家庭成员保持密切沟通，了解患者和家庭的意愿及需求，制订和实施治疗与照护计划。

你可以事先查询认知症亲人居住地附近有哪些医疗和养老机构能够提供安宁疗护服务，以便在需要时使用服务。

在安宁疗护服务中，一个非常重要的环节就是由多学科团队召开的家庭会议，与患者、监护人（通常是家庭成员）及其他对于患者来说很重要且希望参与决策的人，就临终阶段的医疗护理计划进行讨论并达成共识。多学科团队会遵循"患者至上"的原则，为家庭会议的参与者安排一个私密、舒适的环境，了解患者和家人的想法以及他们都想知道什么，然后用通俗易懂的语言解释疾病、治疗和护理的选项，尊重和接纳患者与家人在此过程中可能出现的情绪反应并以同理心进行回应，最后总结、回顾家庭会议的讨论结果并决定下一步的行动。

终末期的认知症亲人可能已经无法出席家庭会议并表达自己的意愿和选择，如果你就是监护人或参与决策的人，你就需要代表你的亲人做出医疗护理决定。北京生前预嘱推广协会发布的《我的五个愿望》是你可以参考的决策辅助工具，因为文件里对于生命终末期选择什么样的医疗服务以及是否希望使用生命支持治疗提供了很详细的选项。重要的是，你和其他参与决策的家庭成员要基于你们对亲人的了解，从她的立场（而不是你们的立场）来推断她可能做出的选择，这样可以让临终阶段的医疗护理计划最大可能地符合她的意愿。这样做的另一个好处是避免家庭成员在亲人去世以后产生内疚和指责——因为你们已经尽了最大努力，从亲人的角度做出了符合她最佳利益的决策。

我的五个愿望

1. 我要或不要什么医疗服务

2. 我希望使用或不使用生命支持治疗

3. 我希望别人怎么对待我

4. 我想让我的家人和朋友知道什么

5. 我希望谁帮助我

北京生前预嘱推广协会

提供舒适的身体照护

进入晚期的认知症亲人需要全方位的照护，个人护理变得格外重要，这直接决定了他们的生活品质和尊严。由于疾病的影响，他们可能已经无法用语言表达自己的愿望、想法及感受，但会通过非言语的方式表达他们对外界刺激的反应，包括他们对于个人护理的反应。如果亲人在晚期阶段居家生活，照护伙伴（包括家庭成员和居家养老护理员）要能够洞察亲人的行为表达，在提供每一项身体照护之前，都需要先使用亲人能理解的方法进行沟通（比如轻柔的抚摸、关切的眼神、微笑以及温暖的声音），然后再进行协助和操作。

口腔清洁

口腔健康问题和牙周病在中晚期认知症人士中更为普遍，原因是认知功能下降导致他们保持口腔卫生的能力也相应下降，同时他们在接受牙科检查和治疗方面受到更大限制，例如无法配合牙科医生的治疗。

口腔卫生不良会导致口腔黏膜和唾液分泌的变化，而这些变化会影响咀嚼、吞咽、呼吸、舒适度和尊严。由口腔卫生不良和药物副作用导致的口干症在认知症人士中很常见，会引起口臭、咀嚼和吞咽困难，并增加继发性细菌、真菌和病毒感染的风险。口腔炎则是由口腔卫生不良和口干引起的口腔黏膜炎症，通常会引起疼痛，对认知症人士的生活质量产生负面影响，并可能导致口腔溃疡和牙龈疾病的发展。而戴假牙的人通常会有更高的得牙龈炎的风险。

良好的口腔清洁可以减少口腔中的细菌，降低感染的风险。你可以尝试这样做：

◇ 每餐之后清洁口腔。根据亲人尚存的能力来决定清洁方式，比如刷牙、漱口，或者用湿润的纱布清洁牙龈、舌头和其他口腔软组织。

◇ 假牙需要例行清洗和消毒。如果亲人的假牙已经不合适，那就不要再用了。

◇ 让亲人每天多喝水，或摄入酸奶、果冻等富含水分的食物，保持口腔的湿润。

◇ 给亲人的唇部涂上润唇膏，不要让她的嘴唇干燥。

饮食

晚期认知症人士有着更高的食欲下降和吞咽困难的风险，这会导致营养不良、体重下降、脱水及感染。你始终要留心安全问题，帮助亲人安全进食。

如果认知症亲人出现以下一种或几种迹象，就提示她可能已经有吞咽困难：

◇ 她向你诉说咽不下去东西。

◇ 无法正常咀嚼食物。

◇ 需要吞咽多次才能勉强把食物吞下去。

◇ 喝水或进食时容易噎住或呛咳。

◇ 持续流口水，或食物从嘴里溢出。

◇ 食物滞留在嘴里或卡在喉咙里，或有时从鼻子里喷出来。

如果亲人有咀嚼或吞咽困难，可以向医生咨询，转介给言语治疗方向的康复治疗师，评估吞咽功能并提出饮食建议。

在协助亲人进食时，你可以尝试这样做：

◇ 在亲人进食或喝水前，确认她是完全清醒的。不要在她不清醒的时候强行喂食或喂水，否则很容易引起呛咳。

◇ 帮助亲人尽可能舒适地坐直，头微微前倾。

◇ 每次喂食一小口。在喂下一口之前，先确认她已经咽下了食物。

◇ 如果是因为口干导致吞咽困难，可以先让亲人喝水或喝汤，也可以把食物蘸着汤汁或酱汁吃。

◇ 在考虑吃泥状食物之前，先尝试选择较软的食物，例如炒鸡蛋或蒸南瓜。把食物做成小块，方便食用。

◇ 在汤里加入淀粉勾芡，把汤变成羹，方便亲人吞咽。

◇ 在牛奶或果汁里加入琼脂、鱼胶粉或增稠剂，方便亲人食用。例如她喜欢喝杏仁露，可以在杏仁露里添加琼脂或增稠剂，做成杏仁豆腐给她吃。

◇ 如果医生或治疗师建议你的亲人吃泥状食物，要选择有营养的食材，而且烹饪时要调味，尽可能做得好吃一些。

◇ 如果亲人在进食时出现窒息，可以立即采取海姆立克急救法，或拨打急救电话。

部分晚期认知症人士会合并一种被称为"恶病质"的重症。恶病质指的是人体出现显著消瘦、贫血、精神衰颓等全身机能失调和衰竭的状态，多由癌症、认知症、器官衰竭等晚期疾病引起。如果一位认知症人士合并恶病质，即便还能饮食，也无法从食物中吸收营养，这将导致无法避免的体重下降和虚弱。

如果认知症亲人出现恶病质，最好的选择是准备她喜欢的食物。这样她仍然可以享受食物的美味，也可以享受照护伙伴陪伴她进食时充满体贴的爱护。特别要提示的是，有恶病质的人不应该被迫进食。

营养支持

营养支持指的是为无法进食的人提供人工喂养，主要采取管饲（包括鼻饲和胃造口管）或静脉营养的方式。

当认知症亲人失去食欲、吞咽困难、无法进食时，家人通常会关心如何给亲人补充营养，可能会向医生咨询是否要使用管饲或静脉营养来为亲人提供营养支持。出于很多原因，家庭成员往往倾向于使用营养支持。然而，营养支持对于认知症末期的人来说似乎并无益处。营养支持无法为他们带来享受食物的愉悦，不能改善他们的营养状况或生活质量，而且还会带来不适，更会有插入部位出血及感染的风险。许多照顾过濒死患者的医生和护士认为，如果为患者提供营养支持，可能会使患者在去世前的日子里更不舒服。例如，通过管饲进入人体的液体在体内潴留，会引起呕吐或呼吸困难，给患者造成更多的不适感受。

家人可能会担心，如果亲人得不到营养支持，会不会感到很饿，甚至"饿死"。其实，终末期的认知症人士不会被饥饿感困扰。家庭照护伙伴和护理人员可以用令人舒适的方式为他们提供食物和饮料：

◇ 慢慢地喂食，每次喂一小口。

◇ 提供亲人最喜欢的食物，味道可以浓烈一点，食物性状要易于吞咽。

◇ 在喂食的时候给她温柔的鼓励，或者问问她食物是否好吃。

◇ 只要亲人想吃、想喝，就提供食物和饮料。

> 在妈妈最后的那段日子里，我经常将十几种食材（包括肉蛋鱼、各种蔬菜菌菇、豆类和大米小米）熬成粥，并且多加一点盐、味精和香油。这样妈妈就能吃得多一点。
>
> ——一位认知症长者的女儿

在生命的最后几天，认知症人士通常会停止进食和饮水。这种情况常常令深爱他们的家人痛心，但是对于一个即将走到生命尽头的人来说这是正常的过程。虽然如此，照护伙伴依然可以为亲人的最后时刻做一些事，例如：

◇ 用湿润的棉纱布擦拭她的口腔。

◇ 让亲人的嘴唇保持湿润和清洁。你可以用质地细软的棉纱布浸水后轻轻擦拭亲人的嘴唇，并涂上润唇膏，让她感觉舒服一些。

◇ 在亲人比较清醒的时候提供食物及水分。如果亲人还能吞咽，可以给她喂一小口水、果冻或融化的冰激凌。如果她已经无法吞咽，可以把极少量的果冻或冰激凌放到她的舌头上，让她享受甜味带来的愉悦。

排泄护理

晚期和终末期的认知症人士可能会出现大小便失禁、泌尿系统感染、便秘或腹泻的情况。照护伙伴可以提供的支持包括：

◇ 选择合适的一次性内裤（成人纸尿裤），并确保尺寸适宜、黏贴松紧合宜。

◇ 当亲人卧床时，可以解开内裤，以便亲人的皮肤可以透气。

◇ 在床垫上铺好尿布垫，可以防止弄脏或弄湿床单及床垫。

◇ 根据亲人的排泄规律，每隔一段时间进行一次检查。一旦发现一次性内裤、尿布垫、衣服或床单有尿便，应立即更换，并清洗亲人的会阴及周围皮肤，擦干后在皮肤上涂些润肤露或凡士林。

◇ 如果亲人还有一定的身体移动能力，应鼓励和帮助他定期如厕。

◇ 观察亲人的大小便情况。如果亲人出现便秘、腹泻、尿量减少、超过 6 小时未解尿、尿频、尿液颜色改变、排尿便时发出呻吟哼叫、发烧等不正常的情况，请及时寻求医疗帮助。

皮肤护理

晚期认知症人士的皮肤会失去弹性，容易被擦伤。同时由于长时间卧床，身体局部容易形成压疮。压疮是因为身体局部受到持久的物理性压力，导致血液循环不畅，局部持续缺血、缺氧或营养不良，致使该处组织溃烂甚至坏死。压疮容易发生在骨骼凸出的部位，如骶尾部、坐骨结节、股骨大转子和足根部等。一旦亲人的身体出现压疮，就会令亲人感觉疼痛和不适，并且还伴有感染的风险。

照护伙伴可采取以下方法为亲人提供皮肤护理：

◇ 每天为亲人轻轻擦拭或清洗身体，保持皮肤洁净，增强皮肤的抵抗力，让亲人感觉舒适。

◇ 擦拭或清洗的时候，要注意检查亲人的皮肤是否有擦伤或触痛感。

◇ 注意皮肤保湿，在擦洗后为亲人涂上润肤霜或凡士林。

◇ 使用干净的床单、枕套和被套，提供柔软的棉质衣物，来保护亲人的皮肤。

◇ 随时留意亲人的衣服、被单、一次性内裤或尿布垫是否干爽，以免让亲人的皮肤处于潮湿污秽中，造成损伤。

◇ 定时查看亲人的衣服、被单、尿布垫等是否平整。

◇ 每隔 2 小时为亲人翻一次身，缓解其身体某个部位的压力。翻身时可轻轻拍打或按摩皮肤骨突受压面，促进血液循环。

◇ 定期检查亲人是否出现压疮。观察亲人的脚跟、臀部、肩膀、背部及肘部是否有红肿或溃疡。如果发现有压疮，需立即采取措施。

维持关节活动

晚期认知症人士的骨骼和关节可能会变得脆弱，出现肘部、膝盖、臀部和下肢等部位的疼痛，而且容易受伤。如果一直卧床，还可能出现关节僵硬的情况。照护伙伴需要协助亲人维持关节的活动度，让他们感觉舒适。

你可以尝试着这样做：

◇ 使用垫子保护关节部位，包括肘关节、膝关节和髋关节。

◇ 如果亲人卧床，可以帮助亲人做一些关节活动。

◇ 在活动关节之前，可以用热毛巾或热敷垫来热敷各个关节，让肌肉放松，之后慢慢地、小心地协助亲人伸展及弯曲四肢。每个能活动的关节都可以做几次，以渐进的方法增加活动的角度。

◇ 如果你在协助亲人活动关节时感觉到阻力，切忌强行弯曲或拉伸，以免造成伤害。

◇ 如果亲人有关节炎，而且医生开具了止痛药的处方，确保遵照医嘱协助亲人服药，以缓解疼痛。

缓解疼痛

在第三章《与认知症共生的幸福彩虹策略》中，你已经读到关于识别疼痛的内容。虽然认知症的不同阶段都有可能出现疼痛，但进入晚期以及终末期的认知症人士由于身体的衰弱和各种并发症的影响（例如压疮、感染或便秘），可能会经历更频繁或更严重的疼痛。再加上语言功能的退化，他们愈发难以表达自己的疼痛和不适。你可以想象，这种体验本身就是巨大的痛苦。

因此，照护伙伴需要通过认知症亲人的非语言表达来识别疼痛的迹象。如果你的亲人生活在养老院、护理院或医院，你可以和照护团队分享你对亲人的了解，包括他过去的疼痛史，他感到疼痛时可能会出现的某些特定的行为，比如大喊大叫或变得异常沉默寡言。医生可能会用药物来治疗疼痛，以及可能引起疼痛的潜在疾病（例如便秘）。此外，很多非药物的方法，包括温和的运动、按摩、香薰、热敷等，可以让亲人感到舒适，并帮助他缓解疼痛。

谵妄

在第三章《与认知症共生的幸福彩虹策略》中，你也已经读到关于谵妄的内容。由于高龄、脑部病变、合并其他身体疾病以及多重用药等原因，有认知症的年长者是谵妄的高危人群。当认知症进入晚期，上述风险因素的加重会使认知症人士面临更高的谵妄风险。

如果亲人因为谵妄住院治疗，或者因住院治疗而发生谵妄，你可以尝试这样做：

◇　尽可能多地去探望亲人。因为见到熟悉亲近的人，会让他感到安心。

◇　和亲人交谈的时候，语速要慢，说话要简单。

◇　根据医嘱，鼓励和帮助亲人摄取充足的食物和水分。如果医院的饭实在不好吃，可以做一些亲人喜欢、能吃的适口食物。

◇ 让亲人知道当下的时间和地点，可以帮助减少困惑。在床边放一个大号闹钟，提供一个带有日期和地点的导向牌，都可能有所帮助。

◇ 视力或听力损伤会让亲人更加迷糊。如果你的亲人需要戴眼镜，那就帮他戴上眼镜，让他对外部环境有比较清楚的认识。

◇ 如果亲人很激动或者有攻击性，不要试图控制他。如果他想四处走走，那就陪他走一走；同时注意他的安全，不要跌倒。

◇ 如果亲人住在医院，可以考虑带一些私人物品，比如亲人特别喜欢的、能让他感到安心的某个小件物品，或者存着他喜欢的音乐的播放器。

◇ 让医院的护理人员了解亲人的一些重要的个人信息，比如他喜欢别人怎么称呼他、他的喜好、他特别引以为豪的事情，等等。这会有助于护理人员和亲人建立关系。

感染

处于认知症末期的人有更高的感染风险，例如尿路感染或肺炎。这是由水分摄入量过低、脱水、失禁及吞咽问题等原因造成的。对于抗生素是否应该用于治疗终末期认知症人士的感染，专业人员尚存在分歧。即使感染无法治愈或可能再次发生，但如果抗生素治疗能缓解痛苦和不适，医生也会根据个体的情况考虑是否使用抗生素治疗。

如果一位终末期认知症人士的感染多次复发，医生可能会和你讨论继续抗生素治疗对亲人来说是否符合他的最佳利益，尤其是治疗感染很可能需要患者回到医院，通过静脉注射实现抗生素治疗。

为亲人提供舒适的环境

当认知症亲人接近生命的尽头时，她的世界将缩小到一个房间，甚至一张床上。重要的是让她处于一个舒适的环境中，得到妥善的照护与支持。

首先，环境应该是亲人所熟悉的。即便亲人最后的日子在照护机构度过，你也可以通过摆放她熟悉和喜欢的物品及照片，让她感觉熟悉和亲切。

其次，空间要保持安静，不应该有太多的背景噪音或视觉杂乱。你可以播放亲人熟悉和喜爱的音乐。如有可能，把她的床摆放在靠近窗户的地方，这样她可以看到天空和窗外的景象。天气好的时候可以开窗，让她呼吸新鲜的空气，沐浴阳光。在她的床边可以摆放光线柔和的床头灯，以及她喜欢的香薰或盆栽。

第三，环境要能够鼓励和支持亲友的参与，有足够的空间让亲人在生命最后阶段与彼此珍爱的人相处。

最后，如果认知症亲人生活在照护机构的多人间，还要让照护团队确保她的个人隐私和尊严，尤其要注意在提供个人护理时的私密性。

> 我为妈妈选了一家医养结合的养老院。这里有老年科的医生和护士，还为临终和刚刚离世的长者准备了单独的房间，方便亲友的探访、陪伴和告别。
>
> 一位认知症长者的女儿

心理与情感支持

处于生命终末期的认知症人士依然有他们的感受。他们可能会感受到恐惧、孤独和悲伤，也可以感受到亲友的爱意和关怀。这个阶段的认知症人士还有心理、情感、精神或宗教信仰方面的需求。他们对爱的需求在这个时期尤其强烈。

虽然亲人告别世界的时间渐渐临近，照护伙伴依然可以做一些事情，为亲人提供心理和情感上的支持。

通过感官，建立连接

即便认知症亲人到了晚期和终末期，我们依然要看到并且充分发挥他们所保留着的能力，其中非常重要的就是感官技能。小孩子出生后依靠感官去认识世界，认知症人士到了生命最后阶段同样依靠感官与外部世界保持连接。因此，照护伙伴可以采用很多感官活动为亲人带来愉悦的感受。

音乐活动

与音乐有关的记忆通常是能够保留得最为长久的记忆之一，而且认知症人士的听觉功能通常能维持很久。他们虽然无法准确叫出亲人的名字或者说不出话，但他们依然能对他们熟悉的音乐或亲人说话的声音有所回应。

如果你的亲人以前很喜欢音乐，你可以了解她喜欢哪一种类型的音乐，可以在她的生活环境里经常播放她喜欢的音乐，或者在为她提供照顾的时候轻轻哼一哼她喜爱的歌曲。一些带有大自然声效的音乐也会让人感受到和平与宁静。

触觉活动

每个人都需要温暖且充满关爱的身体接触，尤其到了晚期的认知症人士更需要这种充满依恋的人性接触。照护伙伴可以根据对亲人的了解，采用抚触的方式来和亲人建立情感上的沟通。你可以握住她的手，轻拍她的后背，给她做做脸部、手部和腿部的按摩，或者给她一个轻轻的拥抱，让她感受到舒适、宁静和安慰。

抚触是人与人之间的身体接触，而善用触觉还包括和玩偶、小动物的互动，以及触摸、分辨不同质地物品的活动。仿真娃娃和毛绒动物玩具对于一些中晚期的认知症人士来说是有意义的，他们很享受"小生命"的陪伴。这满足了人类依恋和照顾他人的心理，哪怕那仅仅是一个玩具。你还可以为认知症亲人采购或缝制"感官毯"或"感官袖筒"，让她在坐着或半躺着休息时使用。她可以观看、触摸及把玩缝在毯子/袖筒内外的不同颜色、不同质地及触感的小物件，比如纽扣、串珠、毛线、绒球、绸缎、铃铛、迷你毛绒动物，等等。

> 我们这里有位奶奶晚上总是睡不好觉。后来，我们买了一款熟睡的仿真婴儿娃娃，发现奶奶会目不转睛地看着娃娃，还会伸手去摸娃娃的脸。于是，我们在晚上就把娃娃放在奶奶的枕边，很神奇的事情发生了——奶奶会陪着娃娃安静入睡，而且睡眠质量还很不错！
>
> 一位养老院的照护主管

视觉活动

终末期的认知症亲人可能每天有相当长一段时间需要卧床。当他们躺在床上的时候，看到的多是白色的天花板，没有其他的视觉刺激。你可以尝试采取以下方法，用视觉活动为亲人带来愉悦的感受：

◇ 把她喜欢的物品及图片摆放在她触手可及的地方。

◇ 如果她房间的窗外有不错的风景，可以把她的床放置在窗边。

◇ 如果她还能坐轮椅，你可以常常推她去院子里，让她享受阳光、看看花草、看看蝴蝶，多接触大自然。

◇ 如果亲人喜欢花草，可以在她床边放一盆鲜花或绿植。

> 我在安宁疗护病房服务的第一位长辈张爷爷有轻度认知症。第一次见面时他就风趣地说，他是个种庄稼的农民——一辈子研究小麦育种的"农民"。我征得病房护士长的同意，把在家培育的麦苗装在用饮料瓶做的简易花盆里带给张爷爷。结果，老人家抱着瓶子开心得哈哈大笑，见到护工和护士就考她们——"你们知道这是什么吗？你们知道这是什么吗？这是麦苗！"
>
> 王琰 | 乐知学院高级讲师

嗅觉活动

某些特别的气味可以为亲人带来享受。比如亲人很喜欢烘焙，那么让她闻闻刚烤出来的面包或饼干的香味，就会为她带来愉悦的体验。

有些气味可以令人放松，如薰衣草的香味；有些气味则可以让人神清气爽，如柠檬的清新。在为亲人穿衣服的时候，你可以让亲人闻一闻衣服上的香味。如果亲人已经卧床，可以在她的床边摆放香薰机，让房间持久飘香。

保持沟通

很多认知症人士的语言理解和交流能力会受到疾病影响。但就算无法进行口头交流，当他们听到温和的话语时也会感受到爱意，变得愉快和安心。

即使亲人已经进入临终状态，照护伙伴仍然可以和亲人保持沟通：

◇ 通过亲人的非语言表达，比如面部表情、发出的声音、手势或肢体动作，来判断亲人的情绪状态是平静、愉悦、满足，还是不安或害怕？这样你就可以根据亲人的状态，提供抚慰。

◇ 继续和他轻柔地说话。说说他记忆深处美好的事情，或者说一些让他安心的话。即使他可能听不懂你在说什么，也会对你的语气做出反应，感觉到和你有着某种程度的情感连接。

◇ 使用非语言沟通方法与亲人进行沟通。温暖平静的声音、缓慢的语速、微笑和手势都会有所帮助。

◇ 保持适当的身体接触。牵手、拥抱，吻一吻他的脸颊和额头，让他感受到并且相信，深爱他的人一直就在身旁。

> 奶奶在最后的日子一直昏迷。我们小辈轮流去看她，和她说说话。奶奶和爷爷一生相爱，轮到我的时候，我对奶奶说："奶奶您安心走吧，我知道您想爷爷了。您和爷爷是我们最爱的长辈。"这时候，我看到奶奶的眼角流下了晶莹的眼泪。一天后，奶奶平静地离开了我们。
>
> —— 一位认知症长者的孙女

满足亲人的精神需求

人们谈及精神时，往往会和宗教联系在一起。

"精神"指的是关于人生的崇高意义。"宗教"则是特定的关于神的信念体系，常常涉及仪式、道德准则和人生哲学。精神可以表现为宗教仪式和活动，但对于许多人而言，精神有着更为丰富的意义和表现方式。例如对美好事物的信念、爱情、音乐、美术、舞蹈、家庭、政治信仰，等等。

认知症人士的精神需求在很大程度上不为人们了解或理解，有些人甚至认为认知症人士不可能或没有必要拥有精神生活。其实，认知症人士和我们每个人一样都有着独特的精神需求，应该得到认可和尊重。

作为照护伙伴，你可能是最了解亲人精神需求的人。回想一下他的一生中什么事情最令他骄傲，他最大的爱好或乐趣是什么，他是否有着自己独特的信仰。然后，把这些线索和相关的物品运用在他临终阶段的照护和支持上。

> 爷爷是一位画家。他在晚年因为有黄斑病变而无法作画，但我们全家人都知道，画画就是他的信仰，就是他的生命。
>
> 在爷爷去世前，爸爸附在爷爷耳边说，我们会把爷爷的画送到爷爷故乡的纪念馆，在那里举办一个小型画展。爷爷听了爸爸的话，喃喃说："谢谢你们，我要回家了。"
>
> ——一位认知症长者的孙女

陪护生活在照护机构的亲人

如果认知症亲人将在养老院、护理院或医院的安宁病房度过生命的最后一段旅程，他们将更需要来自亲朋好友的情感支持。照护伙伴和其他亲友也依然有机会参与陪护和照顾：

◇　善用非语言的交流方式，比如微笑和抚摸，与他建立交流。

◇ 带给他有特别意义的物品，例如家庭相册或某件纪念品。

◇ 陪亲人在户外坐一坐，沐浴阳光，聆听树叶沙沙作响的声音，感受自然和生命的气息。

◇ 为亲人播放喜欢的音乐，和着音乐，拉着亲人的手，有节奏地打拍子和摆动，或者一块儿吟唱亲人喜欢的歌曲。

◇ 为亲人做手部按摩。

◇ 带给亲人喜欢并且能够品尝的零食，比如冰激凌、酸奶、苹果泥、香蕉泥，等等。

◇ 为亲人带来他喜欢的鲜花。

自 2022 年始，国内的一些养老机构陆续开设了**"合十照护"**（Namaste Care），安排专门的空间为晚期认知症长者及其他有需要的长者提供多感官的舒缓照护与活动。如果你练习过瑜伽，Namaste 对你可能并不陌生。Namaste 是印度人常用的问候语，配上双手合拢置于胸前、微微点头的姿势。虽然 Namaste 有不同的翻译和用法，但它首先是一种尊重的表达。合十照护顾名思义，就是尊重每一个人的内在精神，无论他们是否有认知症。

合十照护空间通常配有音乐、香薰、绿植鲜花、饮品水果及小食，以及各种个人护理用品和多感官活动物料（包括润肤膏、按摩油等 SPA 用品；靠枕、毯子、仿真娃娃、仿真猫咪和狗狗等毛绒物品；以及铃鼓、造雨器、图片和其他装饰等）。在这个空间，接受过训练的合十照护员会以非常温和、从容和有爱的方式为长者提供个人护理或活动。合十照护非常欢迎长者家属的参与。如果你的认知症亲人生活在有合十照护的机构将是一件幸事，你可以在合十照护空间继续你和亲人从身体到情感和精神层面的连接。

最后一刻的陪伴和照顾

在认知症亲人的临终阶段，照护伙伴可以继续为亲人提供陪伴与照顾，维护其生活的舒适和尊严，直至生命最后一刻。

你可以采用的照顾方法包括：

◇ 湿润亲人的口腔，减少口腔干燥所带来的不适感。

◇ 用纱布棒蘸取她以前喜欢的食物来湿润口腔。比如她很喜欢巧克力，你可以蘸一点融化了的巧克力冰激凌，让她尝尝自己喜爱的味道。

◇ 保持她口腔的清洁与清新，有助于让她感觉舒适。例如你可以用纱布棒蘸取稀释过的清凉味道的漱口水，为她擦拭口腔。

◇ 在她的嘴唇上和鼻孔附近涂上一层薄薄的凡士林，防止液体蒸发。

◇ 如果她的眼睑还没有闭上，可以用润眼液湿润眼睛，避免眼睛干燥疼痛。

◇ 通过按摩、握手、轻轻触摸，或小声谈话、哼唱亲人喜欢的歌曲等方式来提供情感支持。

◇ 与亲人轻轻讲话，向亲人道谢、道歉、道爱和道别，回顾曾经度过的美好时光，表达爱意与感恩、歉疚与体谅，帮助亲人完成未了的心愿。

请相信，你的认知症亲人可以好好生活，也可以好好告别这个世界。

继续好好生活

虽说死亡是生命的一部分，失去是人生的必修课，但是当相依为命、照顾多年的亲人离世时，那种痛楚依然可能是刻骨铭心的。

> 在我先生去世后的几个月里，我都没有勇气去收拾他的遗物。有时候感觉他还在房间里，和我说话。
>
> 　　　　　　　　　　　　　　　　　　　　　　一位认知症人士的妻子

在一些发达国家，面向认知症人士的临终关怀和支持服务会覆盖到他们的家庭成员，包括如何抚慰家人的丧亲之痛；如何帮助他们处理亲人离世和生活变故所带来的各种复杂情绪；如何支持他们重返社会、继续享受生活。

对于有亲人离世的照护伙伴，我们提供如下建议，希望帮助你更好地度过丧亲之痛，开始自己的新生活。

珍惜和认可自己的照护经历

家庭照护伙伴是伟大的。

任何人得知自己深爱的亲人得了认知症，都会有不同程度的震惊、恐惧、无助和悲伤，因为我们都知道目前医学上还没有办法治愈绝大多数的认知症。而在这个时刻，家庭照护伙伴能克服自己的情绪，勇敢承担起照顾亲人的责任，这一行为本身就值得肯定和尊重。在少则几年、多则十几年的认知症旅程中，你和亲人彼此陪伴、互相关照，分享眼泪和欢笑；你学到很多关于认知症的新知识，掌握了很多照护新技能；你比过去更加富有同理心和耐心，照顾亲人的经历让你成为了一个更好的人。

感恩这段经历吧，并且为你自己骄傲。

接纳自己的情绪

在亲人离世后，照护伙伴可能会经历一系列的情绪，例如悲伤、内疚、孤苦、无助，以及深深的思念。有些人会感受到非常强烈的情绪，也有些人会觉得自己已经麻木了。

失去亲人的照护伙伴，无论有什么样的情绪，都值得被理解和尊重。他们需要时间和令自己舒服的方式，来面对和处理自己的情绪。

> 我父亲身后留下了两盆兰花。他生前一直把它们照顾得很好。现在，轮到我来照顾它们了。
>
> 一位认知症长者的儿子

与关系很好的家人或朋友谈谈自己的感受，通常可以得到安慰。如果照护伙伴觉得需要这种支持，可以试试与他人交流。有一些照护伙伴在照顾亲人的同时以及在亲人离世后，会用日记、诗歌、著书等方式，记录自己的照护旅程，表达自己的感受。他们的文字让亲人的生命以另一种形式继续存在，也帮助自己从对亲人离世的悲伤中解脱出来。

> 写完这样一部书稿，我终于结束了对琼漫长的哀思——从某种意义上来说，我也终于放手让琼离开了。
>
> 凯博文（Arthur Kleinman）｜精神病学教授
>
> 《照护：哈佛医师和阿尔茨海默病妻子的十年》（*The Soul of Care*）的作者

寻求专业及同伴支持

如果照护伙伴在亲人离世后变得抑郁，或者丧亲的沉重感受已经影响到了正常生活，这时候就需要寻求专业支持，例如哀伤辅导、心理咨询或心理治疗。

同伴支持也很重要。同伴支持指的是有相似经历的人（比如同为认知症照护伙伴）形成彼此支持的关系。"认知症好朋友"的多个微信群就是这样的同伴支持团体。无论是遇到照护过程中的难题或是丧亲之痛，同伴支持团体都会及时响应并支援。生活在同一个或相邻社区的家庭也可以结成同伴支持关系，彼此照顾和支持。如果照护伙伴刚刚经历丧亲之痛，有着相似经历的同伴会给予更多的理解和支持。

重返社会，迎接新生活

由于长期照顾有认知症的亲人，有些家庭照护伙伴不得不放弃或部分放弃自己的工作和生活，原有的社交关系和社会角色也被暂时搁置。因此，在照护过程中就着手建立自己的支持网络是非常重要的。

在亲人离世以后，照护伙伴可以有充足的时间去做自己以前想做但没能做的事情，可以采用很多方法重返社会，建立新的友谊，迎接下一个阶段的新生活。

◇ 学习你最有兴趣的新技能，例如音乐、雕塑、心理学、投资、写作、演讲、做短视频，等等。还记得神经可塑性吗？学习新技能有助于增加脑储备和认知储备，抵御认知症的进犯。

◇ 继续你的兴趣爱好，例如阅读、唱歌、打球、书法、绘画和棋牌游戏。这些休闲活动也都能锻炼认知功能。

◇ 重建由家人、朋友、邻居及同事组成的社交圈。定期小聚，交流想法，分享生活中的乐趣，比如美食和旅游。同时还要有意识地扩大社交圈，参加社区或在线的兴趣小组、俱乐部，与不同年龄和背景的人打交道等。一个积极、多元又有活力的社交圈有助于扩大视野，也更具包容性。

◇ 乐于尝试新鲜的事物。例如去以前从未去过的餐厅品尝美食，听一种原来没有接触过的音乐类型，改变逛公园的常规路线，去从未到过的景点旅游。以单纯和喜悦的好奇心迎接每天的生活。

◇ 利用你的优势和兴趣参加你心仪的志愿活动，在帮助他人的同时也为自己带来更多的成就感和满足感。事实上，很多已经"毕业"了的家庭照护伙伴会投入到面向其他认知症家庭的支持服务中，分享他们宝贵的照护经验，让更多家庭从中受益。

正如凯博文在《照护》一书中所说的：

"慢慢地，照护就像涟漪那样扩散到了家人、朋友、同事和社区中，这些隐藏在人性深处的品质，实践起来苦乐参半，却又总是代代相传。"

致 谢

———

感谢所有在本书出版过程中给予我们帮助的人。感谢刘汝怡老师的信任,让这本书得以在广西师范大学出版社面世。感谢江河、王晓莹、官维屏三位老师对本书的细致审校和编辑。感谢刘珍珍老师为本书完成赏心悦目的排版。

感谢为本书提供故事线索的家庭与机构的照护伙伴。他们大多来自以下微信群——认知症好朋友、认知症好朋友家庭支持群、浙医二院认知症家属群、华西 AD 家属在线小课堂,以及认知症友好使者社群。谢谢你们,让我们有机会陪伴大家一起走在认知症的照护旅途上。

感谢罗伯特·杨医生,十几年来不遗余力地支持和见证我们的成长。在我们独特的认知症探索之旅中,遇见您是我们最大的幸运。

感谢多年以来为我们提供专业指导,以及在科普、培训及研究活动中合作的专家老师——安妮·凯莉(Anne Kelly)、陈怀红、高芳堃、高和、郭桂芳、胡亦新、纪勇、况伟宏、李霞、刘颖、陆晓娅、吕继辉、宁晓红、秦苑、孙飞、王大华、王春雪、王刚、王华丽、王君俏、王丽娜、王倩、王燕妮、肖林、肖卫忠、于欣、张守字、张振馨、赵良羚、周炯、周燕珉。

感谢我们的工作伙伴——陈星、顾春玲、郭景青、郭晓峥、韩静、姜斌、姜丁坤、孙捷、汤彬、王琰、袁晓冬、张兵、赵雪莹、朱昀。谢谢你们的一路陪伴和富有创造性的出色工作。

感谢为本书编写带来灵感和信息的全球专业人士,尤其是认知症照护创新实践的倡导者和践行者——艾米·斯佩克特（Aimee Spector）、比尔·托马斯（Bill Thomas）、卡梅伦·坎普（Cameron Camp）、丹尼尔·科恩（Danial Kuhn）、道恩·布鲁克（Dawn Brooker）、G·艾伦·鲍威尔（G. Allen Power）、盖尔·艾略特（Gail Elliot）、詹妮弗·布拉什（Jennifer Brush）、约翰·泽塞尔（John Zeisel）、乔伊斯·西马德（Joyce Simard）、琼·安德鲁斯（June Andrews）、拉迪斯拉夫·沃莱瑟（Ladislav Volocer）、内奥米·费尔（Naomi Feil）、蒂帕·斯诺（Teepa Snow）和汤姆·基特伍德（Tom Kitwood）。感谢英国阿尔茨海默学会、澳大利亚认知症协会、澳大利亚认知症培训和澳大利亚认知症支持服务。感谢你们的伟大工作。你们研究、实践及慷慨分享的成果，正在帮助全世界更多的认知症人士以及他们的照护伙伴继续好好生活。

特别致敬盛树力教授（首都医科大学宣武医院研究员，中国最早的阿尔茨海默病研究者）、马克·沃特曼（Marc Wortmann，国际阿尔茨海默病协会前执行总裁）和凯西·格林布拉特教授（Cathy Greenblat，社会学家及摄影师）。2022年你们相继离世，这是令人悲伤的。你们对中国认知症领域年轻的患者组织的无私帮助让我们深深感激，永生难忘。

最后，感谢我们的父亲和母亲。是你们让我们懂得什么是无条件的爱与支持。这本书也是献给你们的。

洪立、燕青

2023 年 5 月 16 日

参 考 资 料

———

- 中国痴呆诊疗指南 [M]. 田金洲主编. 北京：人民卫生出版社，2017.

- 中国痴呆与认知障碍诊治指南 [M]. 贾建平主编. 北京：人民卫生出版社，2015.

- [美] 葛詹尼加. 认知神经科学：关于心智的生物学 [M]. 周晓林，高定国等，译. 北京：中国轻工业出版社. 2011.

- [荷] 迪克·斯瓦伯. 我即我脑：大脑决定我是谁 [M]. 王奕瑶，陈琰璟，包爱民，译. 海口：海南出版社. 2020.

- [美] 南希·L·梅斯，[美] 彼得·V. 雷宾斯. 一天 36 小时：痴呆及记忆力减退病患家庭护理指南 [M]. 金淼，杨斯柳，译. 北京：华夏出版社. 2013.

- [美] 凯博文. 照护：哈佛医师和阿尔茨海默病妻子的十年 [M]. 姚灏，译. 北京：中信出版集团. 2020.

- [美] 桑贾伊·古普塔. 逆龄大脑：保持大脑年轻敏锐的新科学 [M]. 岱冈，译. 北京：中信出版集团. 2022.

- 默沙东集团. 默沙东诊疗手册大众版 [EB/OL]. https://www.msdmanuals.cn/home.

- 默沙东集团. 默沙东诊疗手册医学人士专业版 [EB/OL].https://www.msdmanuals.cn/professional.

- 北京生前预嘱推广协会. 我的五个愿望 [EB/OL]. http://www.lwpa.org.cn/Pubs/129/461.shtml.

- 赵越，鞠晓宇，董占军. 处方精简——减少老年人不适当多重用药 [J]. 医药导报，

2018, 37(12)：1513-1517.

伍俊妍，吴凯珊，郑志华. 处方审核需关注——处方级联(Prescribing Cascade)[J].
今日药学，2017, 27(8)：551-554.

DANIAL KUHN, JANE VERITY. The Art of Dementia Care[M]. Delmar: Cengage
Learning, 2008.

TOM KITWOOD. Dementia Reconsidered: The Person Comes First[M]. London: Open
University, 1997.

LISA MOSCONI. Brain Food: The Surprising Science of Eating for Cognitive Power[M].
New York: Avery, 2018.

TEEPA SNOW. Dementia Caregiver Guide[M]. New York: Positive Approach, 2018.

JENNIFER A. BRUSH. Montessori for Elder and Dementia Care[M].Baltimore: Health
Professions, 2020.

GAIL ELLIOT. Montessori Methods for Dementia[M]. Solon: Center for Applied
Research in Dementia, 2013.

JUNE ANDREWS. When Someone You Know Has Dementia[M].Vancouver: Greystone
Books, 2016.

NAOMI FEIL, VICKI DE KLERK-RUBIN. The Validation Breakthrough: Simple
Techniques for Communicating with People with Alzheimer's and Other Dementias[M].
3rd ed. Baltimore: Health Professions, 2012.

COLM CUNNINGHAM. 10 helpful hints for dementia design at home: Practical design
solutions for carers living at home with someone who has dementia[M]. Sydney:
HammondCare, 2012.

MICHELLE S. BOURGEOIS. Memory and Communication Aids for People with
Dementia[M]. Baltimore: Health Professions, 2014.

- JOHN ZEISEL. I'm Still Here: A New Philosophy of Alzheimer's Care[M]. New York: Avery, 2009.

- ALZHEIMER's Australia (South Australia), National Dementia Behaviour Advisory Group, National Dementia Behaviour Advisory Service (Australia).Reducing

- Behaviours Of Concern: A Hands-On Guide A resource to assist those caring for people living with dementia[M]. Glenside: Alzheimer's Australia(SA), 2003.

- JOYCE SIMARD. The End of Life Namaste Care Program for People with Dementia[M]. Baltimore：Health Professions Press, 2022.

- G. ALLEN POWER. Dementia Beyond Drugs: Changing the Culture of Care[M]. Baltimore: Health Professions Press, 2016.

- LADISLAV VOLICER.The development of palliative care for dementia[J].Annals of Palliative Medicine, 2017, 6, 4: 302-305.

- GILL LIVINGSTON, JONATHAN HUNTLEY, et al. Dementia prevention, intervention, and care: 2020 report of the Lancet Commission[J]. THE LANCET COMMISSIONS, 2020, 396: 413-446.

- PETER T NELSON, DENNIS W DICKSON, et al. Limbic-predominant age-related TDP-43 encephalopathy (LATE): consensus working group report[J] .BRAIN, 2019, 142: 1503-1527.

- KIM BURNS, RANMALIE JAYASINHA, et al. Behaviour Management: A Guide to Good Practice[EB/OL].https://dementiaresearch.org.au/resources/bpsdguide/.

- NATIONAL INSTITUTE ON AGING. Alzheimer's Disease & Related Dementias [EB/OL]. https://www.nia.nih.gov/health/alzheimers.

- NATIONAL INSTITUTE ON AGING. Alzheimer's Disease Diagnostic Guidelines [EB/OL]. https://www.nia.nih.gov/health/alzheimers-disease-diagnostic-guidelines.

- ALZHEIMER'S SOCIETY. Dementia and the brain[EB/OL]. https://alzheimers.org.uk/about-dementia/symptoms-and-diagnosis/how-dementia-progresses/brain-dementia.

  ALZHEIMER'S SOCIETY. The Dementia Guide: Living well after diagnosis. [EB/OL].
- https://www.alzheimers.org.uk/sites/default/files/2020-03/the_dementia_guide_872.pdf.
- ALZHEIMER'S SOCIETY. Making Your Home Dementia Friendly[EB/OL]. https://www.alzheimers.org.uk/sites/default/files/migrate/downloads/making_your_home_
- dementia_friendly.pdf.

  DEMENTIA AUSTRALIA.RELATE,MOTIVATE,APPRECIATE:An Introduction to Montessori Activities[EB/OL] https://www.dementia.org.au/sites/default/files/
- resources/2018_Dementia-Australia-Montessori_A5_Booklet.pdf.

  EVA VAN DER PLOEG.RELATE,MOTIVATE,APPRECIATE:A Montessori Resource[EB/OL]. https://www.dementia.org.au/sites/default/files/resources/2018_Dementia-Australia-
- Montessori_A4_Resource.pdf.
- TOM GREY, MARIA PIERCE, et al. Universal Design Guildlines: Dementia Friendly Dwellings for People with Dementia, their Families and Carers[EB/OL].https://www.
- researchgate.net/publication/300004488_Universal_Design_Guidelines_Dementia_Friendly_Dwellings_for_People_with_Dementia_their_Families_and_Carers.
- ELISSA McGARVEY, LEI TAN. Montessori: A Step-by-Step Guide to Applying Montessori to Increase Eating and Dressing Participation[EB/OL].https://www.dementiability.com/welcome/pdf/free-downloads/guidebook.pdf.
- NSW HEALTH.WEIGHT LOSS in ADVANCED DEMENTIA: Information for family members[EB/OL]. https://www.westernsydney.edu.au/__data/assets/pdf_file/0004/77026/Weight_Loss_pamphlet_A4_format.pdf.

在 线 资 源

——

乐知学院在线学习平台   微信公众号：乐知学院

请微信扫码   请微信扫码

国际阿尔茨海默病协会
https://www.alzint.org/

英国阿尔茨海默学会官网
https://www.alzheimers.org.uk/

澳大利亚认知症协会官网
https://www.dementia.org.au/

美国阿尔茨海默协会官网
https://www.alz.org/

美国国家衰老研究院阿尔茨海默病与相关认知症专题
https://www.nia.nih.gov/health/alzheimers

默沙东诊疗手册家庭版
https://www.msdmanuals.cn/home

免责声明

———

本书为读者提供与认知症相关的信息和普适性建议。我们已付出巨大努力，来确保本书的内容是准确的和与时俱进的。然而，由于科学研究和临床实践的不断发展，医学及照护知识日益更新，不同专家之间可能存在专业领域及认知上的不同见解，因此本书的内容有可能和其他来源的信息存在差异。

每一位认知症人士都有其独特性，本书内容不能代替由有资质的医疗保健专业人员所提供的个体化咨询及建议。读者不能因为本书中的某些信息而无视医生的建议或延迟就医。本书的作者、版权方及出版社均不承担任何因此而产生的责任。